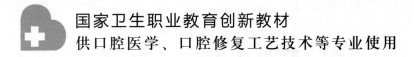

国家卫生职业教育创新教材

供口腔医学、口腔修复工艺技术等专业使用

可摘义齿修复工艺技术

KEZHAI YICHI XIUFU GONGYI JISHU

● 主编 张 坤

U0299346

郑州大学出版社

郑 州

图书在版编目(CIP)数据

可摘义齿修复工艺技术/张坤主编. —郑州:郑州大学
出版社,2013.11(2019.7重印)
　　国家卫生职业教育创新教材
　　ISBN 978-7-5645-1483-9

　　Ⅰ.①可⋯　Ⅱ.①张⋯　Ⅲ.①义齿学-修复术-中等
专业学校-教材　Ⅳ.①R783.6

中国版本图书馆 CIP 数据核字（2013）第 127363 号

郑州大学出版社出版发行
郑州市大学路40号　　　　　　　邮政编码:450052
出版人:张功员　　　　　　　　　发行电话:0371-66966070
全国新华书店经销
河南龙华印务有限公司印制
开本:787 mm×1 092 mm　1/16
印张:10.5
字数:264 千字
版次:2013 年 11 月第 1 版　　　印次:2019 年 7 月第 2 次印刷

书号:ISBN 978-7-5645-1483-9　　　定价:25.00 元

国家卫生职业教育创新教材

编审委员会

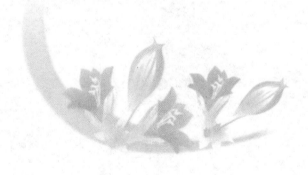

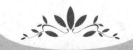

国家卫生职业教育创新教材

可摘义齿修复工艺技术

作者名单

主　编　张　坤

副主编　闫召民　张　勇

编　者（以姓氏笔画为序）

闫召民　李　淳　吴　彬

张　坤　张　勇　姜瑞中

前　言

　　为顺应卫生职业教育、教学的发展趋势，体现"以就业为导向，以能力为本位，以发展技能为核心"的职业教育培养理念，我们根据"十二五"职业教育国家规划教材开发的要求，参照全国中等卫生职业教育卫生部"十一五"规划教材的框架，组织学校一线教师及具有丰富临床经验的医师、技师共同编写了这部教材，旨在达到理论知识"必需、够用"，强化技能培养，突出实用性的要求，真正体现"以学生为中心"的理念。

　　遵循全国示范校建设所倡导的"以行动为导向""理实一体化""工学结合"的教学理念，在对口腔义齿加工企业、口腔医疗机构充分调研的基础上，根据口腔修复技工岗位需求，结合中职学校以培养实用技能为主的特点，我们选择义齿加工企业和临床最常用、最实用的口腔修复技术作为教材的主要内容。按照项目式教学要求，在教材结构上采用项目式教学模式，把口腔可摘义齿常用修复技术的知识和技能有机地融合到五个项目当中，达到易学、实用、够用的教学目标。在编写上突出教学重点，注重技能操作技巧，每项操作均设有主要技术指标，既有利于教学考核，也便于学生进行自我评价。

　　这部教材是在全国中等卫生职业教育卫生部"十一五"规划教材《可摘义齿修复工艺技术》的基础上，按照项目式教材体例结构，重新修订编写而成的。在此谨向《可摘义齿修复工艺技术》的编写者致以衷心的感谢！

　　各种因素所限，我们编写的这部教材可能存在一定的不足和疏漏之处，恳请各位读者、同道、专家多提宝贵意见，以便今后改进和提高。

编者

2013 年 3 月

目 录

弯制法制作 6 缺失可摘局部义齿

学会 6 缺失弯制支架可摘义齿的修复原理、制作步骤及相关基本操作技能。

1. 了解可摘局部义齿的修复原理和基本结构。
2. 熟悉可摘局部义齿的基本设计原理。
3. 初步掌握支架弯制的基本技术。
4. 掌握基托蜡型的制作方法。

一、项目分析及各个任务的排列程序

什么是可摘局部义齿？就字面意思进行解释,有三层含义:首先,它是一种假牙(假牙的学名叫义齿);其次,患者平时可以自己摘戴(比如摘下清洗);其三,"局部"的意思就是患者不是所有牙齿缺失,口腔内还有余留的天然牙(真牙)。它的基本结构包括人工牙(假牙)、基托、固位体、连接体四个部分(图1-1)。

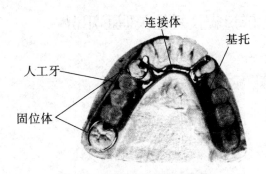

图1-1　可摘局部义齿的组成

（一）项目分析

1. 项目的结构　本项目由相关理论知识和一系列的操作过程（任务）构成，包括：

（1） 6| 缺失可摘局部义齿的设计　①设计的基本原理；② 6| 缺失可摘局部义齿的设计原理。

（2）修复前的准备　①口腔检查；②口腔准备；③基牙预备；④支托凹预备。

（3） 6| 缺失弯制法可摘局部义齿的制作工艺过程　①制取印模和灌制模型；②确定颌位关系；③上𬌗架；④模型设计；⑤弯制支架；⑥人工牙排列与基托蜡型的制作；⑦装盒及热处理；⑧打磨、抛光；⑨模型试戴。

2. 项目的主要作用　分别完成 6| 缺失可摘局部义齿的基本结构，包括人工牙（假牙）、基托、固位体、连接体四个部分的制作及相应的工艺处理，最后达到修复患者缺牙，恢复患者的咀嚼功能和美观功能的目的。

3. 项目的技术指标　固位体、连接体、人工牙（假牙）、基托四个部分的工艺均要达到一定的技术指标和行业标准。

（二）各个任务的排列程序

任务1　 6| 缺失可摘局部义齿的设计。

任务2　修复前的准备。子任务：①口腔检查；②口腔准备；③基牙预备；④支托凹预备。

任务3　制取印模和灌注模型。子任务：①制取印模；②灌注模型；③上𬌗架。

任务4　模型设计。子任务：①画出各基牙的观测线；②选择卡环的类型及粗细，确定卡环臂进入倒凹的深度；③在模型上用有色笔画出固位体的位置和形状、卡环臂的走向、𬌗支托的位置和大小等；④画出大连接体、小连接体、网状支架的位置，并确定组织倒凹，以便以后缓冲；⑤最后画出基托的边缘线，完成模型设计。

任务5　制作支架。子任务：①𬌗支托的弯制；②卡环的弯制。

任务6　人工牙排列与基托蜡型的制作。子任务：①排列人工牙；②铺蜡；③压制成型；④边缘烫熔封闭；⑤雕刻外形。

任务7　装盒及热处理。子任务：①装盒；②热处理。

任务8　打磨、抛光。子任务：①打磨；②抛光。

任务9　模型试戴。

二、各任务的完成过程及其相关理论知识

（一）任务1的完成

任务： 6| 缺失可摘局部义齿的设计。

▶▶**相关理论知识** 1-1

可摘局部义齿的设计

1　可摘局部义齿概述

1.1　可摘局部义齿的定义

　　可摘局部义齿又称活动部分义齿，是牙列缺损的修复方式之一。它是利用人

工牙、黏膜、骨组织作为支持,固位体和基托取得固位,用以修复牙列和相邻组织(牙槽骨及牙龈)的缺损,且患者能自行取戴的一种修复体。天然牙通过接触区在牙弓内相互支持,从而保持牙弓的平衡与稳定。当牙列缺损后应及时进行修复,以重建患者正常的咬合关系,恢复其咀嚼功能,维护牙槽嵴及余留牙的健康,保持牙弓的平衡与稳定,阻止邻牙移位、对颌牙伸长等不利组织变化,支持周围软组织等,使活动修复体最终达到既能促进患者的消化功能、增强患者的健康,同时又美观、舒适、便于取下清洁、耐用的目的。

1.2　可摘局部义齿的优点和缺点

1.2.1　可摘局部义齿的优点

(1)适应证广泛,几乎可用于各类牙列缺损的修复。

(2)相对于固定义齿而言,基牙预备时对牙体组织的磨除少,患者痛苦也少。

(3)便于清洗、取戴。

(4)不锈钢、钴铬合金等金属用于口腔修复后,提高了义齿的坚固性,扩大了可摘局部义齿的应用范围。

(5)易于修理。

(6)所需设备、器械简单,制作方法易于掌握,费用相对低廉,修复效果良好。

1.2.2　可摘局部义齿的缺点

(1)义齿体积较大,患者初戴义齿时常感不适,语音不清,甚至恶心,须经较短时间的适应方可逐渐习惯。

(2)义齿经长期使用后,由于牙槽骨的萎缩、吸收,义齿与黏膜间可能出现间隙,使食物残渣留存其间,同时也可使义齿翘动,甚至折裂,须做衬垫处理或做相应修理。

1.3　可摘局部义齿的适应证

(1)几乎适用于各类牙列缺损,尤其适用于义齿稳定性不好的游离端缺失的病例。

(2)牙列缺损伴牙槽骨、颌骨及软组织(前部牙龈)缺损,影响美观者。

(3)对于牙列缺损同时伴有牙周病的患者,制作可摘局部义齿,亦可对松动的余留牙起夹板固定作用,对牙齿松动起到一定的治疗作用。

(4)做暂时性的过渡修复体。

(5)做固定义齿修复,不能耐受磨除牙体组织的患者。

(6)须升高咬合,恢复颌间距离、垂直距离者。

(7)儿童期多数后牙缺失者,采用可摘局部义齿修复,以恢复咀嚼功能,维持颌骨及身体的正常生长发育。

(8)不宜手术的腭裂患者,依靠义齿的基托来封闭裂隙。

1.4　可摘局部义齿的非适应证

(1)基牙牙冠短小,固位形态较差,无法利用卡环固位者(卡环无法进入倒凹区)。

(2)缺牙间隙过小,义齿体积也小,因而强度不够者。

(3)易将义齿误咽的精神病患者。

（4）对塑料基托过敏者。

（5）上肢残疾,不能自行取戴义齿者。

（6）由于可摘义齿体积大,基托厚,对发音要求较高的患者,如教师、播音员、演员等不适合。

1.5　可摘局部义齿的类型

1.5.1　按结构分类

（1）托式可摘局部义齿　托式可摘局部义齿主要是依靠基托将义齿的各部分连成整体。因基托面积大,且具有分散𬌗力的作用,也就是在咀嚼时,𬌗力主要由牙龈及其下方的牙槽骨承担,而基牙承担𬌗力较少,故用于缺失牙多、余留牙健康状况较差的患者。

（2）支架式可摘局部义齿　采用金属连接杆将义齿的各部分连成整体。这种形式的义齿大多需要在健康基牙上设置𬌗支托以承担𬌗力,比基托覆盖面积小,患者感觉舒适。但𬌗支托的设置使基牙承受𬌗力较大,要求基牙必须健康,能长期受力,故适用于基牙健康的患者。

1.5.2　按形式分类

（1）牙支持式可摘局部义齿　𬌗力主要由基牙承担。适用于缺牙少,缺隙的近中和远中均有健康天然牙的患者。这类义齿受咀嚼力后,由于有𬌗支托做支持,主要𬌗力通过𬌗支托传导给基牙,故义齿不下沉,修复效果好。

（2）黏膜支持式可摘局部义齿　该类义齿主要由基托、人工牙及无支持作用的单臂卡环或双臂卡环组成,或仅由基托和人工牙组成。此类义齿承受的𬌗力,由于没有𬌗支托,不能将𬌗力传导给基牙,𬌗力直接由基托传递到其覆盖下的黏膜和牙槽骨上,因而咀嚼效率低,在长期𬌗力的作用下,可加速牙槽骨的吸收,因此,戴用一定时间后须做衬垫处理,甚至重做义齿。

黏膜支持式可摘局部义齿主要适用于缺失牙多、余留牙松动或咬合紧、𬌗面牙本质过敏无法打磨牙面而不能在其上预备𬌗支托凹,以及不能获得𬌗支托间隙或卡环位置的患者。

（3）混合支持式可摘局部义齿　该类义齿承受的𬌗力由黏膜和天然牙共同承担。义齿既设计有𬌗支托,同时也有基托或支架连接。其固位作用主要依靠卡环,其次是基托组织面与黏膜之间的吸附力以及基托边缘与口腔软组织之间的封闭作用。主要适用于牙列游离缺失或前牙缺失的患者,其修复效果介于牙支持式和黏膜支持式之间。混合支持式可摘局部义齿是目前临床上最常用的形式。

2　可摘局部义齿的组成及作用

2.1　人工牙

人工牙是义齿代替缺失天然牙的部分,也即进行咀嚼的牙齿。人工牙的种类较多,可根据患者的具体情况进行选择。按制作材料的不同可分为以下几种。

（1）瓷牙　临床常用成品瓷牙。它通过基托材料进入瓷牙盖嵴面的固位孔内或利用固位钉获得在基托上的固位。

优点:硬度大,质地致密,耐磨性强,色泽、外形均美观,不易变色,咀嚼效率高。

缺点:脆性大,易折断和从树脂基托上脱落,不易磨改且不易抛光。

所以,瓷牙适用于缺牙间隙的近远中径和𬌗龈距离正常、对颌牙牙周组织健康、咬合关系正常、牙槽嵴较丰满的病例。因为这样的病例不需要大量磨改瓷牙,并且能承担较大的咀嚼力。

(2)塑料牙　临床常用成品塑料牙或雕刻成形塑料牙。

优点:适用范围广泛,由于易磨改,还可用于缺隙小、邻牙倾斜导致排牙困难等特殊情况;韧性好,不易破裂。

缺点:耐磨力差,易磨损,且磨光度不够,长期使用后易污染、变色;咀嚼效率不如瓷牙。

但近年使用了硬质塑料牙,在一定程度上弥补了普通塑料牙的缺点,大大拓展了塑料牙的使用范围。

(3)金属𬌗面牙　人工后牙的𬌗面或前牙的舌面为金属铸造或锤造而成,通过下方的金属固位装置与塑料牙相连接。

优点:硬度大,可承受较大𬌗力,不易磨损和破裂。

缺点:制作复杂,难以磨改、调𬌗和修理。

适用于缺隙区𬌗龈距离及近远中距离较小,𬌗力大以及咬合紧的病例。因为这样的病例修复空间有限,所恢复的人工牙体积较小,而又要承担相当大的咬合力,一般的塑料牙不能胜任,用瓷牙又需大量磨改,难度大,所以,一般用金属𬌗面牙比较合适。

此外,还可将人工牙按后牙𬌗面形态分为解剖式牙(牙尖斜度为33°或30°)、非解剖式牙(牙尖斜度为0°)和半解剖式牙(牙尖斜度为20°)三种,主要适用于恢复不同咬合力的情况。

2.2　基托

基托是义齿与承托区黏膜直接接触的部分,又有基底、牙基之称。其中位于缺牙部位的基托称为鞍基。基托具有连接义齿各部件成一整体、承担𬌗力与分散𬌗力以及固位、稳定、美观等作用。

2.2.1　基托的种类

(1)塑料基托　全部基托用塑料制成。

优点:其颜色与牙龈近似,容易衬垫或修理,也易于制作,因此临床应用广泛。

缺点:塑料基托不具有传导温度的作用,色素、牙垢容易沉积其上,不易清除。在受力大或基托制作过薄时容易折断。

(2)金属基托　整个基托通过铸造或锤造制作而成。

优点:坚硬,不易折断,薄而舒适耐用,传导温度作用好,便于清洁。

缺点:操作复杂,需要一定的设备,不易修理。

(3)金属塑料基托　兼具塑料基托和金属基托的共同优点。金属部分为腭杆、腭板、舌杆及舌板,通过加强网、固位钉、𬌗或环包埋于塑料中,即成金属塑料基托。

2.2.2　对基托伸展的要求

2.2.2.1　基托伸展的范围

基托伸展的范围取决于缺失牙的数目和部位、基牙的健康状况、牙槽嵴吸收的程度、<math>，力的大小以及义齿的支持形式等。基托愈大，覆盖的口腔黏膜面积就愈大，则基托单位面积所承受的<math>力就愈小，从基托传导到牙槽黏膜、牙槽骨的受力也小，所以较适用于牙槽骨不丰满及不能承担较大<math>力的病例。但基托愈大，相应地缩小舌的活动空间，从而影响义齿的舒适性和患者的发音。通常情况下，牙支持式义齿，由于基牙分担了一部分<math>力，所以基托面积可设计得小一些，而黏膜支持式义齿的基托面积应尽量伸展，混合支持式义齿的基托面积则介于二者之间。

2.2.2.2　基托与邻近组织的接触关系

（1）与天然牙的接触关系　基托边缘应位于余留牙的非倒凹区，与牙面轻轻接触，否则取戴困难。若与天然牙接触过紧，则患者疼痛不适，甚至发生移位（图1-2）。基托边缘及其余组织面也不能进入余留牙的倒凹区，否则义齿将不能取戴。

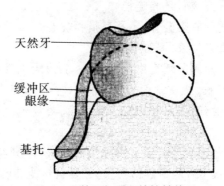

图1-2　基牙与舌面的接触关系

（2）与龈缘的接触关系　基托在龈缘处应做缓冲，而不应压迫牙龈，否则会导致牙龈疼痛、炎症或萎缩。

（3）基托与骨突区的关系　骨突处表面覆盖的黏膜较薄，黏膜下组织较少，易产生压痛甚至黏膜溃疡，而且，骨突处可能形成支点，使义齿翘动，故基托与骨突接触处的组织面应加以缓冲。所谓缓冲，即通过打磨或其他方法（如装盒之前在模型相应部位贴蜡片、胶布或涂石膏）使相应的基托组织面不要贴组织太紧密，要离开少许距离。骨突区有上颌结节、腭中缝、上颌及下颌隆突、下颌舌骨嵴等。

（4）基托边缘与邻近软组织的关系　基托的唇、颊、舌侧边缘应伸展至黏膜转折处，应圆钝且略厚，以获得良好的边缘封闭，增加固位力。若远中为游离缺失，上颌基托的两侧后缘应伸展到翼上颌切迹，颊侧盖过上颌结节，后缘止于软硬腭交界处稍后的软腭上。一般相当于前颤动线的后方2 mm。

在缺失牙较少、牙槽嵴丰满的情况下，可缩小腭中份后缘的基托范围而呈马蹄形。下颌远中游离缺失的义齿基托后缘应覆盖磨牙后垫的前1/3～1/2。基托边缘在唇系带、颊系带以及舌系带处应做相应的切迹缓冲，也就是说，基托在这些部位要离开以上组织，以免压迫系带，影响义齿的固位。

2.2.2.3　基托的厚度

一般情况下，塑料基托厚2 mm左右，边缘及硬区部位可稍厚，腭侧基托可稍薄，以免影响发音，铸造金属基托的厚度不超过0.5 mm。如有牙槽嵴明显吸收、骨质缺损等,应适当加厚基托,以恢复面部正常的丰满度。若个别前牙缺失而牙槽嵴丰满,此时唇侧基托可酌情减薄或完全不设计唇侧基托,以利美观。

2.2.2.4 基托磨光面外形

基托磨光面,简单地说,就是义齿戴入后暴露在口腔能被看到的一面。在上下颌唇颊侧基托相当于牙根的位置上,应形成隐约可见的牙根长度和宽度。后部的颊、腭和舌侧基托,从龈缘至基托边缘处应形成一略凹面,以利于义齿的固位。

2.3 固位体

固位体是可摘局部义齿安放在基牙上从而使义齿戴入口腔后及咀嚼时不致脱落的装置。一般由金属制成,在口内起着固位、支持和稳定的作用。

2.3.1 固位体的种类

按固位体的作用不同,将其分为直接固位体和间接固位体两种。

2.3.1.1 直接固位体

直接固位体是指安放在基牙上起主要固位作用的固位部件。按固位形式不同可将其分为冠外固位体和冠内固位体两类。

(1)冠外固位体 由位于并且作用于基牙表面的部件提供机械阻力,防止义齿脱位。包括卡环型固位体、套筒冠同位体和冠外附着体。目前在临床上卡环型固位体最为常用。

(2)冠内固位体 铸造或附着在基牙牙冠的自然形态之内的固位结构,可限制义齿的运动,并利用摩擦阻力防止义齿脱位。

2.3.1.2 间接固位体

间接固位体多用于游离端义齿,防止其翘起、摆动、旋转、下沉,增强义齿的稳定性。一般放在远离缺隙的部位。

2.3.2 常用的固位体

2.3.2.1 卡环型固位体

(1)卡环的组成 卡环有铸造和弯制两种。卡环(以三臂卡环为例)由卡环臂、卡环体、𬌗支托三个部分组成(图1-3)。

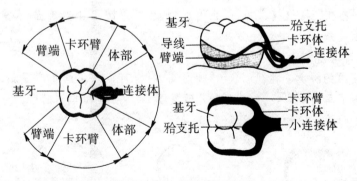

图1-3 卡环的结构

1)卡环臂 为卡环的游离部分。卡抱基牙牙冠部分,起固位作用。当义齿受到脱位力时,卡环臂与基牙颊、舌面之间产生的摩擦力和卡环臂的弹力能阻止义齿向𬌗方脱位。卡环臂进入倒凹区的深度越大,其固位力也越大。弯制卡环臂由于弹性大,固位力相对小,所以进入倒凹区较深,一般进入倒凹区的深度为0.75 mm;而铸造卡环臂因弹性较小,刚性大,不能进入倒凹区过深,一般进入倒凹区的深度为0.25~0.50 mm,否则固位力过大而义齿不易取戴。卡环臂的非弹性部分位于非倒凹区,具有稳定作用。

2)卡环体　为连接卡环臂、𬌗支托和小连接体的坚硬部分,位于基牙的非倒凹区。其将基牙上部环抱,可以防止义齿龈向或侧向移动,有稳定和支持作用。非倒凹区越大、卡环体越粗、卡环体与牙体接触面越大,则其环抱作用也越大。不锈钢丝弯制的卡环体,其稳定和支持作用不如铸造卡环。

3)𬌗支托　为卡环伸向基牙𬌗面的金属部分。可将人工牙承受的部分𬌗力传递至基牙,防止义齿下沉,并起支持作用。𬌗支托用铸造或弯制的方法制成。其具体要求如下。

𬌗支托的功能:支持义齿,防止义齿龈向下沉移位;传导𬌗力到基牙;余留牙齿之间存有间隙时,安放𬌗支托还可防止食物嵌塞;改善不良的咬合关系。

𬌗支托的位置:𬌗支托一般应放置在与缺隙相邻基牙的近远中𬌗面处。上下颌牙齿咬合过紧时,𬌗支托也可置于上颌磨牙颊沟或下颌磨牙舌沟内。因这两处均为上下颌咬合非功能区,不会影响正常咀嚼。置于前牙切缘的支托叫切支托,置于尖牙舌面隆突的支托叫舌支托。

𬌗支托与基牙长轴的关系:经研究发现,预备的𬌗支托凹底与基牙长轴垂线呈正向20°夹角时,基牙牙周应力分布最均匀,因而其不应与基牙长轴垂直。

𬌗支托的形状和大小:𬌗支托的𬌗面观,近似圆三角形,尖端指向𬌗面中央,近𬌗缘处最宽、最厚,以免折断。𬌗缘转折处圆钝,𬌗支托的底面与𬌗支托凹呈球凹接触关系。𬌗支托长约为𬌗面近远中径的1/4(磨牙)或1/3(前磨牙),宽约为颊舌径的1/3(磨牙)或1/2(前磨牙)。弯制𬌗支托可用厚度1.0~1.5 mm的成品𬌗支托钢丝弯制,或将直径1.2 mm的牙用不锈钢丝锤扁,使之达到厚度0.9 mm、宽度1.3~1.5 mm、长度2.0 mm的要求。铸造𬌗支托的厚度不得小于1.5 mm。

𬌗支托的强度和咬合关系:𬌗支托的支托凹应预备出足够的空间,以保证𬌗支托的强度。𬌗支托除支持义齿、防止下沉外,还可以防止食物嵌塞,恢复咬合关系和牙间接触关系。

(2)卡环与观测线的关系

1)观测线的种类　在观测仪(参见任务4)上可以从不同角度观测牙冠,因而可有无数条不同的观测线,也就可能出现无数种倒凹区和非倒凹区的划分。这些观测线可被归纳为三种基本类型(图1-4)。

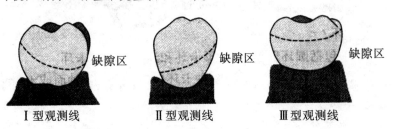

Ⅰ型观测线　　　　Ⅱ型观测线　　　　Ⅲ型观测线

缺隙区　缺隙区　缺隙区

图1-4　三种类型的观测线

Ⅰ型观测线:为基牙向缺隙相反方向倾斜时画出的观测线。此线在基牙的近缺隙侧距𬌗面远,远缺隙侧距𬌗面近,其倒凹区主要位于基牙的远缺隙侧,而近缺隙侧倒凹区小。

Ⅱ型观测线:为基牙向缺隙方向倾斜时画出的观测线。此线在基牙的近缺隙侧距𬌗面近,远缺隙侧距𬌗面远,其倒凹区主要位于基牙的近缺隙侧,而远缺隙侧倒凹区小。

Ⅲ型观测线:为基牙向颊侧或舌侧倾斜时画出的观测线。此线在近缺隙侧和远缺隙侧距𬌗面都近,倒凹区都较大。

2)观测线类型与卡环的选择　根据三种基本类型的观测线可选择与之相应的卡环,以发挥卡环的固位作用(图1-5)。

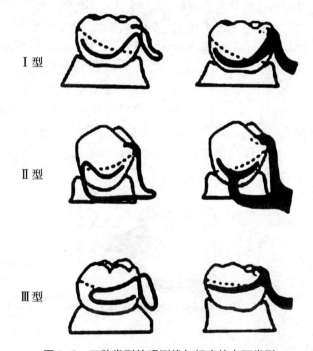

图1-5　三种类型的观测线与相应的卡环类型

Ⅰ型观测线适用于Ⅰ型卡环。该型卡环常为铸造而成,亦可用直径0.9 mm或1.0 mm的不锈钢丝弯制而成。Ⅰ型卡环臂,卡环的坚硬部分即卡环体直接卡抱在基牙近缺隙侧上部非倒凹区,故具有良好的固位、稳定和支持作用。

Ⅱ型观测线适用于Ⅱ型卡环。Ⅱ型卡环常为铸造 T 形卡环。T 形卡环有两个水平向的臂,一个臂进入近缺隙侧的倒凹区,另一个臂置于远缺隙侧的非倒凹区。该型卡环也可用直径0.9或1.0 mm的不锈钢丝弯制。Ⅱ型观测线还适用于铸造的 U 形、C 形、I 形等杆形卡环。Ⅱ型卡环臂通过迂回或大角度折返的方式伸到近缺隙侧较大的倒凹区,其固位作用好;但没有像Ⅰ型卡环臂的卡环体那样直接卡抱在基牙近缺隙侧上部非倒凹区,故稳定和支持作用较差。

Ⅲ型观测线适用于Ⅲ型卡环。Ⅲ型卡环常规采用直径0.9 mm或1.0 mm的不锈钢丝弯制而成,且不能进入倒凹区过深。应注意的是,卡环臂的体部不能影响咬合。Ⅲ型卡环臂也可使用铸造卡环,但由于其弹性较差,固位力较大,更应避免卡环臂较深地进入倒凹区。此类卡环固位和支持作用较好,但稳定作用较差。

由于基牙的倾斜方向和程度不同,基牙上颊、舌侧所绘制的观测线也各有不同。如缺隙在基牙的近中,若基牙向近中舌侧倾斜,则基牙的颊侧出现Ⅱ型观测线,舌侧出现Ⅲ型观测线,因此应选用Ⅱ、Ⅲ型联合卡环;若基牙向远中舌侧倾斜,则基牙颊侧会出现Ⅰ型观测线,舌侧为Ⅲ型观测线,故应选用Ⅰ、Ⅲ型联合卡环臂。这样才能产生更好的固位、支持和稳定作用。

(3)卡环的种类　卡环的种类较多,分类的方法也多:按照制作方法,可以分为铸造卡环和锻丝卡环;按照形态,可分为圈形卡环、对半卡环、长臂卡环、倒钩卡环等;按照卡环臂和支托的数目,可以分为单臂卡环、双臂卡环、三臂卡环;按照卡环与观测线的关系,可分为Ⅰ型卡环、Ⅱ型卡环、Ⅲ型卡环;按照卡环固位臂游离端指向倒凹区的方向不同,可分为𬌗方指向(倒凹)卡环和龈方指向(倒凹)卡环;按照卡环固位臂产生固位力对基牙作用的不同,分为拉型卡环和推型卡环。

1)铸造卡环　包括圆环形卡环、杆形卡环和组合式铸造卡环。

①圆环形卡环(图1-6)　又称 Aker 卡环。这种卡环包绕基牙三个轴面或四个轴面角,环绕基牙牙冠周围的3/4以上,有良好的固位、支持和稳定作用,但同时对基牙作用力也大,适用于牙体健康、牙冠外形好的基牙。圆环形卡环是基牙支持式可摘局部义齿最常用的卡环。

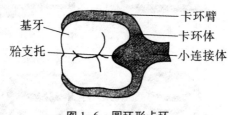

图1-6　圆环形卡环

常见的圆环形卡环有以下九种。

三臂卡环:卡环由颊侧固位臂、舌侧对抗臂和𬌗支托组成,小连接体与𬌗支托相连,为标准的圆环形卡环(图1-7)。它的固位、支持和稳定作用均好,临床应用最为广泛。

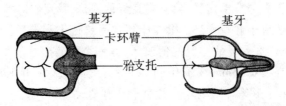

图1-7　三臂卡环

圈形卡环:多用于远中孤立的、向近中颊侧倾斜的上颌磨牙和向近中舌侧倾斜的下颌磨牙。该基牙最大的特点是倒凹区集中于一侧,卡环臂经基牙的非倒凹区通过远中面进入倒凹区。游离的卡环臂进入基牙的倒凹区起固位作用,位于非倒凹区的卡环臂起对抗作用。对抗作用是必要的,否则,时间一久基牙就会向没有对抗的一侧倾斜,这一点在基牙上设计固位体时一定要考虑到。因卡环臂长,弹性较大,常在卡环颊侧增加一辅助卡臂,以增强其支持作用。在卡环的近中和远中分别安置𬌗支托,增强支持作用,并防止基牙向近中倾斜(图1-8)。

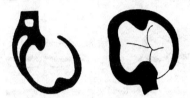

图1-8　圈形卡环

对半卡环:常用于前后均有缺隙的孤立的前磨牙和磨牙,由颊侧和舌侧两个独立的卡环臂分别与近、远中𬌗支托及两个小连接体组成(图1-9)。有良好的支持、固位作用,两个卡环臂同时还具有对抗作用。

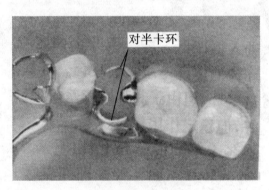

对半卡环

图1-9　对半卡环

回力卡环和反回力卡环:用于远中游离缺失的末端基牙上。常为前磨牙或尖牙。回力卡环的固位部位于基牙颊(唇)面的倒凹区,绕过基牙的远中面并与𬌗支托相连,再转向基牙舌面非倒凹区形成对抗臂,在基牙舌侧近中通过小连接体与支架相连;反回力卡环的固位方式则与其相反(图1-10)。虽然其稳定性不如三臂卡环,但其主要作用是减少卡环对基牙的扭力,可以保护远中游离缺失的末端基牙。

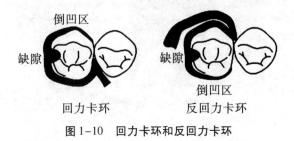

倒凹区

缺隙　　　　　　　缺隙

倒凹区

回力卡环　　　　反回力卡环

图1-10　回力卡环和反回力卡环

联合卡环:常用于单侧多牙缺失,或者基牙牙冠短而稳固,需增加固位力者。相邻的两个基牙邻面有间隙者也可用联合卡环,以防止食物嵌塞。两个卡环通过共同的卡环体相连,卡环体位于相邻两基牙的𬌗外展隙,并与𬌗支托相连接(图1-11)。此类卡环的固位及支持作用较好,还有恢复咬合、防食物嵌塞的作用。

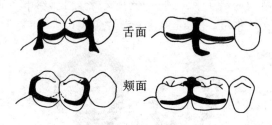

图1-11 联合卡环

尖牙卡环:用于尖牙或锥形牙冠上的卡环。卡环由近中切支托,顺尖牙舌面近中边缘嵴向下,到尖牙舌面隆突,再向上经尖牙舌面远中边缘嵴到远中切角转到唇面,卡臂在唇面进入近倒中凹区(图1-12)。此类卡环的支持、固位作用均好。

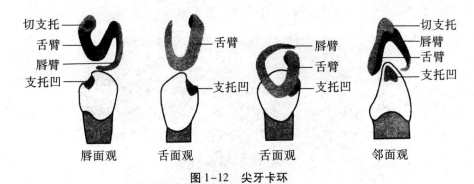

图1-12 尖牙卡环

延伸卡环:亦称长臂卡环。卡环固位臂越过基牙颊侧非倒凹区向前延伸至相邻基牙颊面倒凹区,以获得固位,并有保护松动基牙的夹板作用(图1-13)。主要用于基牙松动或基牙颊侧缺乏倒凹的情况。

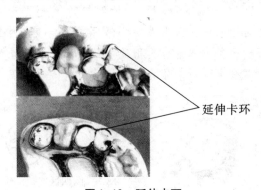

图1-13 延伸卡环

倒钩卡环:常用于倒凹区在支托同侧下方的基牙颊面近龈方,且有较大的组织倒凹而无法设计杆形卡环时(图1-14)。

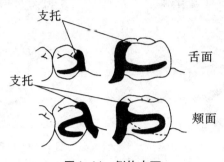

图1-14　倒钩卡环

间隙卡环:也叫牙间卡环。卡环臂从基牙颊侧通过殆面之间的间隙到达舌侧,并借连接体与舌侧基托或连接杆相连(图1-15)。其通过殆面之间的部分还可起到一定的支持作用,是一种常见的间接固位体。

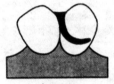
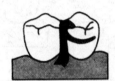
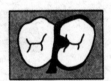

颊面观　　　　　舌面观　　　　　殆面观

图1-15　间隙卡环

②杆形卡环　又称Ⅱ型卡环。卡环臂从义齿基托中的金属支架、鞍基的固位网或连接杆伸出,沿牙龈向上伸向基牙的倒凹区获得固位。固位臂与基牙的接触面积小,不易患龋。暴露金少,有利美观。该型卡环固位作用好,但稳定作用较差。常用于游离缺失的末端基牙上,可以减轻基牙上的扭力,从而保护基牙。

杆形卡环有很多形式,常见的有以下四种。

Ⅰ形卡环:是典型的杆形卡环。固位臂为杆形,舌侧设有对抗装置,如近中殆支托,固位臂较隐蔽、美观。

T形卡环:是变异杆形卡环,最常用。固位臂的两个卡臂尖可以进入倒凹区,也可一侧进入倒凹区,具体可视观测线的情况而定(图1-16)。

U形卡环:当基牙倒凹区主要位于近远中近龈方的轴角区时,可设计U形卡环。它类似于两个杆形卡环,分别位于基牙颊面近中和远中倒凹区,且与牙面呈两点式接触(图1-17)。

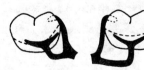

图1-16　T形卡环　　　　　　　　图1-17　U形卡环

L 形卡环和 C 形卡环:用于基牙倒凹区偏颊侧远中颈部时,卡环与基牙呈点状接触,弹性好,美观,舌侧须有对抗臂,呈推型固位作用(图 1-18、图 1-19)。即当有脱位力出现时,卡环可与牙面产生与脱位力方向相反的摩擦力,以阻止义齿脱位。

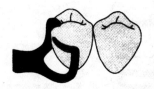
图 1-18　L 形卡环

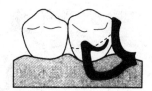
图 1-19　C 形卡环

③组合式铸造卡环

RPI 卡环:由近中𬌗支托(R)、远中邻面板(P)和颊面 I 杆(I)三部分组成(图 1-20)。适用于远中游离缺失的末端基牙。

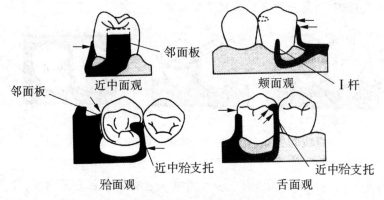
图 1-20　RPI 卡环在基牙上的各面观

在基牙远中面预备有和就位道方向一致的导平面,邻面板与导平面呈平面式接触。在鞍基受𬌗力下沉时,由于邻面板和 I 杆一同沿鞍基下沉方向下移,故均不产生远中向的分力,减小了基牙的扭动,有防止基牙倾斜的作用。当义齿受𬌗向脱位力时,I 杆和邻面板分别与基牙和导平面产生摩擦力,形成良好的固位作用。在义齿鞍基末端受到𬌗向脱位力即翘动力时,邻面板会向前上移位,I 杆也向𬌗方移位,但由于基牙远中面的阻挡和牙面产生的摩擦力同时产生间接固位力,可防止义齿末端𬌗向翘动。近中𬌗支托的小连接体与基牙轴面呈小面式接触,和邻面板一起形成了对 I 杆的对抗作用。所以,RPI 卡环是游离缺失的末端基牙最好的固位体之一。

RPA 卡环:由近中𬌗支托(R)、邻面板(P)和圆环形卡环(A)三部分组成。也适用于远中游离缺失的末端基牙。当患者口腔前庭深度不足或基牙下有组织倒凹不宜使用 RPI 卡环,即当口腔前庭深度不能容纳 I 杆或有倒凹而无法使用 I 杆时,可选用 RPA 卡环,其实就是用一个圆环形卡臂来代替 I 杆,其余装置不变。使用

RPA 卡环要求基牙排列正常,观测线位于牙冠中部,基牙颊面近远中区均有倒凹。卡环固位臂的坚硬部分下缘刚好位于观测线的上缘,如距观测线太靠上方则易在远中形成支点,这样就会使近中𬌗支托的支持作用减小或丧失,形成类似于远中𬌗支托的效果,从而使基牙易受到向远中的扭力而受伤。此外,其弹性部分应进入颊面近中倒凹区。也可在 RPI 卡环的基础上,改变卡环固位臂的设计,用 U 形卡环、T 形卡环替代 I 形卡环,形成 RPI 卡环的变形体。

2)锻丝卡环　详见后述。

3)混合型卡环　根据不同的观测线常设计成混合型卡环,如 I、II 型混合型卡环和 I、III 型混合型卡环等。

2.3.2.2　间接固位体

间接固位体可辅助直接固位体起固位作用,保持义齿的稳定和平衡,防止义齿的翘动、摆动、旋转、下沉等不稳定现象,主要作用是增强义齿的稳定性。

(1)间接固位体的作用

1)防止游离端基托𬌗向脱位、翘动,防止舌连接杆因游离端翘动而向下移位压迫黏膜。

2)防止义齿摆动,对抗侧向力。

3)分散𬌗力,减轻基牙和牙槽嵴的负荷。

4)起平衡作用,防止义齿旋转。

(2)间接固位体与支点线的关系　支点线是连接基牙固位体或支托的连线。义齿的稳定与义齿支托在牙弓上的位置、分布和支点线有重要关系。

1)间接固位体应安放在支点线对侧的天然牙上,其位置离支点线的垂直距离大于或等于支点线至基托游离端的距离(图 1-21),这样才能产生足够的对抗作用。

2)间接固位体应位于转动轴中心的垂直线上或附近(图 1-22),这样可以最有效地对抗转动不稳定。

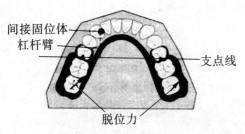

图 1-21　间接固位体与支点线的关系

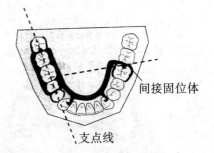

图 1-22　间接固位体与转动轴的关系

3)间接固位体与直接固位体的连线呈三角形(图 1-23)或四边形(图 1-24),形成的平面稳定,固位和稳定作用才较理想。

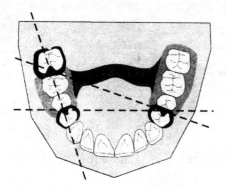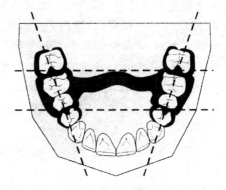

图 1-23　固位体呈三角形分布　　　图 1-24　固位体呈四边形分布

2.4　连接体

连接体是可摘局部义齿的四个组成部分之一,埋于基托内,能将卡环与基托或金属网连接起来,并有增强义齿基托强度的作用。

2.4.1　连接体的分类

连接体分为大连接体和小连接体两类(图 1-25)。

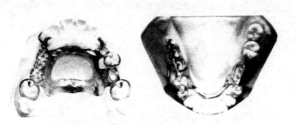

图 1-25　大小连接体的位置关系

2.4.1.1　大连接体

大连接体亦称连接杆,主要有腭杆、腭板、舌杆、舌板、唇颊杆等。

(1)腭杆　分为前腭杆、后腭杆和侧腭杆(图 1-26)。

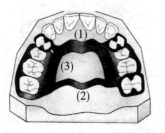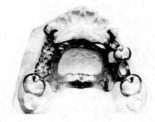

图 1-26　腭杆

(1)前腭杆　(2)后腭杆　(3)侧腭杆

1)前腭杆　位于上腭腭皱之后、硬区之前,形状薄而宽。厚约 1 mm,宽约 8 mm,离开龈缘至少 6 mm,与黏膜组织密合而无压力。之所以能达到无压力,是因为义齿采取了支架式设计,并且在制作时不使模型相应部位受磨损。为了保证不妨碍舌的功能和发音,感觉舒适,前腭杆的前缘应位于腭皱隆起的后半部。

2)后腭杆 位于上腭硬区后部,软腭颤动线之前,其两端稍弯向前至第一、二磨牙之间,以防过分靠近上腭后部引起恶心。其宽约 3.5 mm,厚 1.5~2.0 mm。后腭杆应与黏膜轻轻接触,表面扁圆光滑。义齿若设计为牙支持式,由于𬌗力被基牙分散,则腭杆应与黏膜接触,因为既不会对黏膜形成压痛,又可以防止食物嵌塞;若设计为混合支持式,则在杆和黏膜之间应留一定的间隙,以防止义齿受𬌗力下沉时杆也同时随着义齿下沉从而压迫黏膜造成损伤。

3)侧腭杆 位于上腭硬区两侧,离开龈缘 4.0~6.0 mm,与牙弓平行。宽 3.0~3.5 mm,厚 1.0~1.5 mm,用于连接前后腭杆。

(2)腭板 分为马蹄状腭板、关闭型马蹄状腭板、全腭板和变异腭板四种(图 1-27)。

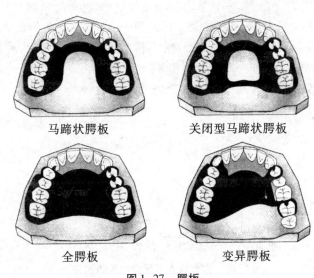

马蹄状腭板   关闭型马蹄状腭板

全腭板   变异腭板

图 1-27 腭板

1)马蹄状腭板 前腭杆向前变薄、加宽形成腭板,并向两侧远中延伸成马蹄状。腭板前缘离开前牙颈缘 4~6 mm,也可向前延伸到前牙舌面隆突之上。腭板覆盖切牙乳头的区域需做缓冲,以免形成压痛。

2)关闭型马蹄状腭板 马蹄状腭板与后腭杆相连,形成类似"开窗"的腭板,称为关闭型马蹄状腭板。

3)全腭板 覆盖全腭区的腭板称为全腭板。其前缘可向前延伸至上前牙舌面隆突处,也可离开龈缘 4~6 mm;后缘应止于腭小凹之后的 2 mm 处。

4)变异腭板 为覆盖部分上颌硬区的腭板,也称中腭板。其前缘在腭皱后缘,后缘可在第一磨牙远中连接处。

(3)舌杆 有单舌杆、双舌杆和舌面隆突杆三种类型(图 1-28)。

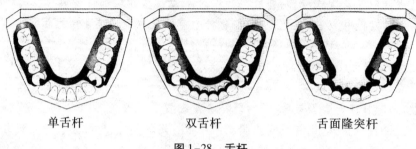

单舌杆　　　　双舌杆　　　　舌面隆突杆

图1-28　舌杆

1）单舌杆　放置在下颌舌侧龈缘与舌系带和口底黏膜皱襞之间,厚约2 mm,宽约5 mm,剖面呈半梨形,边缘薄而圆滑,距龈缘3~4 mm。舌杆与黏膜的接触关系,应根据下颌舌侧牙槽嵴形态而定。舌侧牙槽嵴的形态可分为垂直型、倒凹型和斜坡型(图1-29)。垂直型,舌杆应与黏膜轻轻接触,既不会对黏膜造成压痛,又可以防止食物嵌塞。倒凹型,舌杆应放置在倒凹之上,不能进入倒凹区,否则义齿无法取戴。斜坡型,舌杆为牙支持式设计时舌杆可与黏膜轻轻接触,原因同垂直型舌杆;若为混合支持式,舌杆应离开黏膜0.3~0.4 mm,并与牙槽嵴平行,以防止义齿受𬌗力下沉时舌杆也同时随着义齿下沉从而压迫黏膜造成损伤。舌杆可铸造而成,也可由成品舌杆弯制而成。

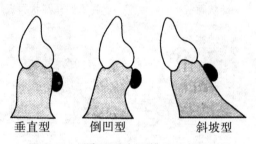

垂直型　　　倒凹型　　　斜坡型

图1-29　舌杆位置与牙槽嵴形态的关系

2）舌面隆突杆　也称连续舌支托,在下颌前牙舌面隆突上安置的连续舌面隆突支托,在下尖牙远中处与支架相连。其对抗鞍基翘起的作用好,还可分散一定的𬌗力到前牙。由于其位置高,所以不影响龈缘和口底,但异物感较强,单独使用时要求舌面隆突杆有一定厚度,以保证其强度。

3）双舌杆　单舌杆和舌面隆突杆合并使用,形成双舌杆。双舌杆的支持力强,稳定性好,但舒适度稍差。

(4)舌板　是覆盖于下前牙舌侧的板形大连接体。其上缘位于舌面隆突之上,并进入下前牙舌侧外展隙,下缘位于口底黏膜皱襞和舌系带之上。舌板常用于口底浅、舌侧软组织附着高、舌面隆突明显者。舌面隆突明显者适合安放舌板。口底浅者不适合安放舌杆。此外,舌板还特别适用于前牙松动需用牙周夹板固定者、下颌双侧后牙多数游离缺失及牙槽嵴吸收严重者(图1-30)。因为舌板能够提供更强的支持力,使义齿更稳定。

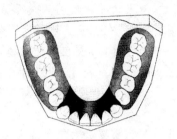

图 1-30　舌板

（5）唇颊杆　余留牙舌向严重倾斜、腭（舌）侧不宜安置其他大连接体时，可用唇颊杆连接。但唇颊杆影响美观，用得较少。

2.4.1.2　小连接体

小连接体是可摘局部义齿金属支架上的各个部件与大连接体相连接的部分。这些部件包括直接固位体和间接固位体，如卡环、支托、增力网等。小连接体不仅起连接作用，而且还具有传导力的作用，可将功能性负荷传导至基牙和支持组织，所以，小连接体的设计和制作也十分重要。

2.4.2　连接形式

大、小连接体与塑料基托结合处的角度应小于90°，且要有一定的倒凹，这样能将塑料边缘包绕在金属内，并且使塑料和金属结合得比较牢固，从而避免金属与塑料的边缘产生微渗漏而影响义齿的强度。

3　可摘局部义齿的设计

3.1　设计应达到的基本要求

可摘局部义齿设计的关键在于，既能恢复患者缺失牙的正常解剖形态与结构，又能有效地恢复良好的生理功能和美观的外形。义齿的设计十分复杂，所以，修复设计必须遵循一定的原则。理想的可摘局部义齿应达到以下要求。

3.1.1　良好的固位和稳定性

如固位和稳定性不好，则义齿不但不能很好地恢复咀嚼、语言等功能，而且有可能造成义齿与余留牙及黏膜之间的食物嵌塞，甚至有误咽修复体的可能。良好的固位和稳定性与卡环的选择与分布、间接固位体的设计、基托的大小和边缘封闭等密切相关。

3.1.2　保护口腔软硬组织的健康

要避免损害可摘局部义齿的支持组织，包括基牙、缺牙区牙槽嵴的黏膜、颌骨等。牙体预备时应少磨除或不磨除牙体组织，尽量利用基牙及余留牙齿之间的自然间隙放置固位体。义齿应不妨碍口腔的自洁作用，并正确地恢复咬合关系和牙体外形。尽量选择牙支持或牙与黏膜混合支持形式，以减轻支持组织的负荷。

3.1.3　恢复功能

恢复功能是义齿修复的主要目的。前牙主要恢复发音、美观和切割食物的功能；后牙则主要恢复咀嚼食物的功能，并恢复面下1/3的高度。

3.1.4　坚固耐用

义齿必须坚固才能抵抗所承受的验力，否则容易变形，甚至折断。在设计时要力求结构合理,选用材料合适,使义齿不因受力而变形或折断。前牙深覆𬌗患者,由于咬合力大且常咬合在基托上,可在上颌前牙区设计金属基托,这样可避免基托折断。可在塑料基托内合理分布连接体,或在基托的薄弱处埋设增力钢丝或设计金属网状结构。对下颌口底过浅的复杂托牙,应设计金属舌杆或金属舌板以取代塑料基托,增强坚固性。

3.1.5 恢复美观

前牙的修复对美观的作用甚为重要。人工牙的大小、形态、颜色以及排列都应与余留牙协调,颈缘线也应与邻牙相一致。总之,要与余留牙相适合,要有整体美的意识。卡环等金属固位体尽量不暴露,基托的设计应尽量恢复面部丰满度等。

3.1.6 容易摘戴

患者应能自行摘戴可摘局部义齿,以便清洁义齿,保持口腔卫生。如果摘戴需要用很大的力量,往往会使余留牙牙周膜受到创伤。而义齿长期戴用不能摘下,又会导致口腔卫生差,易造成基牙和余留牙龋坏。这些都与可摘局部义齿的设计密不可分。

3.2 设计的指导思想

3.2.1 适当选择义齿类型

牙列缺损的修复方式有多种,患者具体能选择哪种类型的修复体,主要根据患者的口腔情况、主观要求、经济条件以及医疗技术、设备条件、制作水平等情况决定。

只要条件允许,应尽量设计成整体铸造支架式可摘局部义齿,此种修复体比弯制的可摘局部义齿更坚固耐用,结构更合理,对口腔的影响更小;悬锁卡环式可摘局部义齿、弹性仿生义齿应根据其修复的适应证的不同酌情选择;种植固位型可摘局部义齿,因其修复的特殊性,临床一般谨慎选用。

3.2.2 合理进行义齿设计

可摘局部义齿的修复,既要恢复患者缺失牙正常的解剖形态与结构,又要恢复良好的生理功能和美观的外形。

常用型可摘局部义齿是临床可摘义齿修复中最常见的方式。对基牙选择、固位体(卡环)设计,包括类型的选择、卡环的数目和部位及分布等,都要求合理;连接体除要求符合其相应的原则外,还有大、小连接体选择的问题,设计成金属板或杆或网状支架等问题;人工牙、基托等的设计都应符合其相应的原则及要求;就位道的设计,要求必须方便义齿摘戴,有利于固位。

3.2.3 价廉物美,经久耐用

可摘局部义齿应在正确的设计要求内,尽量不加重患者的负担;尽量使修复体的结构完美、功能完善;尽量符合义齿设计的原则,使修复体结构坚固、经久耐用。

3.2.4 尽量满足患者的要求

患者的要求也是设计可摘局部义齿必须考虑的问题。在做出设计前,应该充分听取患者的要求及意见。对于患者合理的要求及建议,在不违背义齿设计原则的前提下,应该积极采纳、尽量满足;对不合理的要求及意见,应该认真地说明、耐心地解释,使患者能真正理解、充分配合,以达到修复的最佳效果。

3.3 固位与稳定

可摘局部义齿的固位是指义齿在口内就位后,不因受口腔生理运动的外力作用向殆向或就位道相反方向脱位的现象。稳定是指义齿在行使功能过程中无翘动、下沉、摆动及旋转等现象。可摘局部义齿必须有良好的固位与稳定,才能发挥其应有的作用。

3.3.1 可摘局部义齿的固位

3.3.1.1 固位力的类型

可摘局部义齿抵抗其殆向脱位的力称固位力。固位力主要有四种,其中摩擦力是可摘局部义齿最主要的固位力。可摘义齿的主要固位装置卡环就是靠摩擦力来固位的。

(1)摩擦力 卡环等固位体及部分基托与天然牙间接触且产生压力时所形成的力。

(2)吸附力 基托与黏膜两个物体分子间所产生的吸引力。

(3)大气压力 在大气压力作用下,基托与黏膜间形成功能性负压,使义齿获得固位。

(4)重力 对修复缺牙多的下颌可摘局部义齿,义齿本身的重力也是固位力。

3.3.1.2 固位力及其影响因素

(1)摩擦力 可摘局部义齿的摩擦力有三种,即弹性卡抱状态下产生的力、制锁状态产生的力以及相互制约状态产生的力。

1)弹性卡抱力及其影响因素 进入基牙倒凹区的卡环臂,受脱位力作用而向脱位方向产生移动趋势,即当义齿要脱位时,首先给基牙一种正压力,其反作用力使弹性卡臂撑开。它与基牙倒凹的坡度、深度,卡臂的粗细、长短和形状,卡环材料的性能等因素密切相关。卡环的脱位力越大,卡环越粗,卡环材料刚度越大,基牙倒凹深度和坡度越大,义齿的摩擦力就越大。

2)制锁作用及其影响因素 设计义齿的就位方向时,利用就位方向和脱位方向的不一致便可获得制锁作用。就位道与脱位道之间形成的夹角,称为制锁角。为获得较大的制锁作用,应尽量选择刚性部件进入制锁,尽量采取多点制锁。

3)相互制约作用 当一副可摘局部义齿有多个固位体时,在行使功能时常存在不同的脱位力,而表现出相互牵制的作用,因而产生摩擦力。

(2)吸附力和大气压力 吸附力是两个物体分子之间的吸引力,包括附着力和黏着力。附着力是指两个不同分子之间的引力,黏着力是指相同分子之间的凝聚力。可摘局部义齿与所覆盖的黏膜之间有一薄层唾液存在。基托与唾液之间、唾液与黏膜之间都有附着力。唾液本身有黏着力。附着力和黏着力构成了基托与黏膜之间的吸附力,可增加义齿的固位力。

人类生活在大气中,人体各部都受到0.1兆帕(MPa)的大气压力。戴在口内的可摘局部义齿,其基托磨光面同样受到大气压的作用。基托与其覆盖着的黏膜紧密贴合,并有良好的边缘封闭,在大气压力的作用下,二者之间形成负压,使义齿获得良好的固位。基托面积越大,吸附力和大气压力相对就越强。

可摘局部义齿在修复缺牙较多,尤其是游离端缺牙时,可利用的基牙往往较少,甚至只有个别牙,故必须充分利用基托与黏膜间的吸附力和大气压力来增加固位。这就要求基托要适当扩大且与黏膜组织密合,同时周缘有良好的封闭作用。

3.3.1.3　调节固位力的措施

(1)增减直接固位体　固位力的大小与固位体的数目成正比。在正常情况下2~4个固位体即可达到固位要求。固位体太多,不但没必要,而且易产生损伤基牙、异物感强等不良作用。

(2)基牙应有一定的固位形　基牙应选择牙冠有一定倒凹者。倒凹的深度过小或倒凹的坡度过小,都不利于义齿的固位。此时要磨改基牙,即用各种磨头打磨基牙的外部形状和调节就位道,使之达到固位要求。一般倒凹的深度应小于1 mm,倒凹的坡度应大于20°。

(3)调整基牙间的分散程度　基牙越分散,各固位体间的相互制约作用越强。合理选择基牙位置,各固位体合理地分散,可使固位作用增强。

(4)调节卡环臂进入倒凹区的深度和部位　将卡环臂设置在倒凹深度适宜的位置上。

(5)选用刚度及弹性限度较大的固位体材料　刚度和弹性限度越大的材料,固位体的固位作用越强。

(6)选做不同制作方法的卡环　需纵向固位力强者,可用铸造卡环;需横向固位力强者,可选用锻丝卡环。

(7)利用制锁作用增强固位效果　通过制锁作用可达到很大的固位力。

(8)调整义齿就位道　改变义齿就位道的方向,从而改变基牙倒凹的深度、坡度及制锁角的大小,即可达到增减义齿固位作用的目的。

(9)利用吸附力、大气压力协助固位　当缺牙多、基托面积较大时,应充分利用吸附力及大气压力增强固位。

3.3.2　可摘局部义齿的稳定

可摘局部义齿的固位与稳定是使义齿发挥功能作用的两个重要因素。固位是针对义齿在行使功能过程中是否向𬌗向或就位道相反方向脱位而言的,稳定是针对义齿在行使功能过程中有无翘动、下沉、摆动及旋转而言的。良好的稳定作用有利于义齿的固位,义齿的稳定又有利于咀嚼功能的发挥。义齿不稳定除了会造成义齿的功能下降外,时间久了还会造成基牙及黏膜组织的损伤。

3.3.2.1　义齿不稳定的临床表现

义齿不稳定的临床表现有下沉、翘动、摆动、旋转等。

(1)下沉　指义齿受𬌗力作用时向黏膜下组织下压。混合支持式及黏膜支持式义齿易出现此现象。

(2)翘动　游离端义齿受食物黏着力、上颌义齿重力等作用,游离端向𬌗向转动脱位,但不脱落。

(3)摆动　指义齿游离端受侧向𬌗力作用而造成的向唇(颊)舌向的摆动。

(4)旋转　指义齿绕纵支点线轴转动。单侧线支承义齿易出现此现象。

3.3.2.2　义齿转动性不稳定的消除方法

义齿的翘动、摆动及旋转均属转动性不稳定现象。消除转动性不稳定的方法主要是抗衡法及消除支点法。

（1）抗衡法　又分为平衡法及对抗法两种。

1）平衡法　通常平衡力是加在义齿支点或支点线的对侧,使其对抗造成不稳定因素的力,从而使义齿保持平衡,克服或减轻义齿不稳定。

2）对抗法　增加或使用对抗性、平衡的设施,如游离端基托下组织、覆盖基牙、种植体或牙弓对侧基牙,对抗使义齿产生下沉或转动的𬌗力。

（2）消除支点法　义齿的转动性不稳定是由义齿的某些部件与口腔组织间形成支点造成的,消除支点以后就可以得到稳定。可摘局部义齿可能存在的支点有两种:一是𬌗支托、卡环等在余留牙上形成的支点;二是基托与基托下组织形成的支点。通常由人工牙排列在牙槽嵴上的位置或咬合关系不当、黏膜厚薄不均、牙槽嵴凹凸不平等造成。具体消除方法是,用咬合纸查找出支点后用磨头将其适当磨除。

3.3.2.3　各种不稳定现象的具体处理方法

（1）翘动　在支点线对侧放置间接固位体(如舌支托、间隙卡环),或延长基托,或改变就位道。

（2）摆动　在支点线对侧放置直接固位体或间接固位体(如间隙卡环、平衡卡环等),加大基托面积,平衡咬合,降低侧向力。

（3）旋转　缩短游离距,增长平衡距,即增长间接固位体到支点线的距离。

3.4　设计原则

可摘局部义齿的设计要求遵循一定的原则,主要包括生物学与生物力学、固位与稳定设计、咬合设计、连接设计、加强设计、𬌗学设计及美学的原则。

3.4.1　生物学与生物力学原则

3.4.1.1　生物学原则

可摘局部义齿是替代天然牙及相邻组织缺损的具有生物学意义的修复体,所以必须符合生物学原则。

（1）修复材料必须无毒　修复材料必须对人体无害,不会造成患者过敏、致畸、致癌等影响。

（2）义齿应保护软硬组织健康　牙体预备应避免过多磨除牙体组织。义齿设计应尽量减少对天然牙的覆盖,如设计成铸造支架式可摘局部义齿。义齿各部件应与口腔组织密合,减少食物嵌塞、滞留,以防龋坏与牙龈炎的发生。

（3）恢复功能并要求保护基牙　应根据余留牙的条件及支持组织的情况,适当恢复功能,防止基牙受力过大,避免扭力、侧向力等损伤性外力对基牙牙周组织的损害。

（4）不妨碍口腔生理活动　义齿的结构形态、范围大小不应妨碍周围组织、器官的正常功能性活动。

（5）患者戴后容易适应　可摘局部义齿初戴入患者口腔后会产生一定的异物感,需要一定时间的适应。如果设计合理、结构简单实用、体积小巧玲珑,则患者能更快适应。

3.4.1.2 生物力学原则

口腔生物力学是应用力学的原理、方法和工程技术,研究口腔颌面部生理、病理及矫治修复变化规律的学科。可摘局部义齿的设计应符合生物力学原则,避免基牙与基托下组织受到不利的作用力而损害其健康。

3.4.2 固位设计的原则

固位设计包括基牙选择、就位道的确定以及固位体的设计等。

3.4.2.1 基牙选择原则

设置有直接固位体的天然牙,称基牙。它为可摘局部义齿提供固位、支持与稳定作用。一般是将缺隙两端的健康天然牙选为基牙。

3.4.2.2 就位道选择原则

牙列缺损的患者,其各个基牙的位置、形态、倾斜度、倒凹及缺牙间隙的情况有差异,并且义齿一般有两个以上固位体,义齿必须顺着一定的方向和角度,才能在口内就位和取出。可摘局部义齿在口内戴入的方向和角度就是义齿的就位道。选择合理的就位道不仅使义齿能顺利摘戴,而且还能使义齿固位、稳定更好。

3.4.2.3 直接固位体(卡环)的设计原则

可摘局部义齿的直接固位体,临床常用的是卡环。有关卡环型直接固位体的设计要求及原则将在后面详细介绍。

3.4.3 稳定设计的原则

3.4.3.1 加大平衡距,增加平衡力

利用作用力和反作用力、正力矩和反力矩的抗衡作用,尽量增加正力矩,减小反力矩,防止义齿不稳定现象发生。如在设计游离端义齿时,除选用近缺牙间隙的天然牙为基牙外,还应增加选择离支点远的牙(不包括切牙)甚至对侧牙作为平衡基牙,以增强对抗义齿𬌗力的平衡力量,并加大平衡距,从而有利于义齿的稳定。

3.4.3.2 补偿义齿支持组织可让性之间的差异

上腭隆突区和牙槽嵴区黏膜的厚度、弹性不同,因而对义齿的可让性也不同,易产生以硬区为支点的义齿翘动现象,而且还会引发该区域压痛。临床常通过对硬区部位的义齿基托组织面进行缓冲,对黏膜可让性差异加以补偿,使义齿均匀下沉。可采用半消除支点法(设计近中𬌗支托)或全消除支点法(不设𬌗支托),平衡各组织间黏膜的可让性,这种方法有利于义齿稳定。

3.4.3.3 变混合支持形式为单一支持形式

如对仅存留的个别支持力较差的余留牙,可考虑不在基牙上设置𬌗支托,将混合支持形式变为单一黏膜支持形式,避免由于𬌗支托而形成转动轴或转动中心,使义齿出现转动现象。这也是消除支点、增加稳定性的一种方法。

3.4.4 咬合设计的原则

3.4.4.1 咬合设计应符合固位、稳定的要求

人工牙𬌗面形态的恢复应符合固位、稳定的需要。纵向支点线型义齿在行使功能时,易出现以近远中𬌗支托为纵向转动轴的义齿转动现象。此类义齿的咬合设计,应降低人工牙牙尖高度以减小侧向分力,减小颊舌径以缩短转动矩,以利于义齿的稳定。必要时还要在对侧设计间接固位体。游离端义齿的咬合设计,应缩

小人工牙颊舌径、近远中径(图1-31),增加溢食沟,必要时少排一个牙。这样不但能减轻基牙负担,而且能减少义齿游离端下沉。

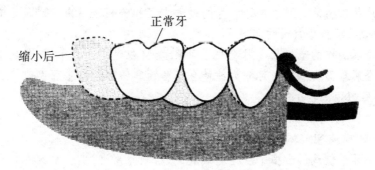

图1-31 缩小人工牙近远中径

3.4.4.2 人工牙𬌗面形态的设计

根据义齿的𬌗力支持形式,设计人工牙𬌗面形态,恢复咀嚼功能。

(1)基牙支持形式 根据基牙多少和健康情况而定。在缺牙少、基牙健康的条件下,人工牙面的大小可接近相应的天然牙,以恢复较强的咀嚼功能。

(2)黏膜组织支持形式 此类支持形式的可摘局部义齿,咬合力由牙槽嵴及黏膜组织支持,为了避免支持组织的损伤,在咬合设计时应减小𬌗力。对非游离端义齿可加深𬌗面沟槽,减小人工牙颊舌径,增加溢食沟,即减小咬合接触面积,方便食物溢出。对黏膜支持型游离端义齿则可采取减小近远中径或减数(如少排人工牙)等措施,以减小𬌗力。除应减小𬌗力外,还应降低牙尖斜度,以减少侧向力,使义齿更加稳定,并使义齿咬合无早接触,使𬌗力分布均匀。

(3)混合支持形式 当此类义齿的基牙情况良好,而基托下的支持组织条件较差时,设计时应尽量使𬌗力主要由基牙负担,以减轻基托下支持组织的𬌗力负担,如游离端义齿使用远中𬌗支托。如果基牙健康情况较差,而基托下组织支持条件较好,则在咬合设计时,应减轻基牙的负担,如游离端义齿使用近中𬌗支托。在基牙和基托下组织的支持状况均差时,其咬合设计也必须适当减小𬌗力。

3.4.4.3 恢复或适当加高垂直距离

(1)缺牙伴余留牙𬌗面严重磨耗而使咬合垂直距离降低的患者,修复设计时应适当恢复咬合垂直距离。

(2)上颌前牙缺失的重度深覆𬌗患者,或缺牙区对颌牙伸长造成与基牙锁𬌗的患者,单纯靠调磨伸长牙无法取得基托间隙和𬌗支托间隙时,在修复缺牙时可略增加咬合垂直距离,但增加高度应在患者生理性𬌗间隙范围内。

3.4.4.4 改善余留牙咬合关系

可摘局部义齿的修复除修复缺失牙外,在口腔准备时,对余留牙的咬合必须进行调磨修改,使余留牙尽量接近正常,𬌗曲线协调一致。如对伸长牙或过高的牙尖、过锐的边缘嵴进行调磨,低位或低𬌗牙可用人造冠或𬌗垫修复,使义齿修复后能达到咬合接触均匀的状态,有利于𬌗力的均匀分布及义齿的稳定。修复前对于近缺隙的邻牙缝隙或倾斜的邻牙,若条件许可,还可先进行正畸治疗,以改善咬合关系及牙齿排列,使之更有利于修复后的美观。

3.4.4.5　人工牙材质的选择

(1)成品塑料牙　用于缺牙间隙的近远中径和𬌗龈距离正常或稍小者。这样不需要对成品塑料牙做大的调磨。

(2)个别制作的塑料牙　用于缺牙间隙过大(或过小),牙形、牙色异常者。

(3)金属𬌗面人工牙　可分为锤造金属𬌗面和铸造金属𬌗面两种形式。适用于缺牙区𬌗龈距离较小的患者。

(4)金属牙　用于个别缺牙、间隙小、𬌗龈距过小者,可以承担一定的咬合力。一般连同基托、支架整体铸造。

(5)瓷牙　仅适用于多个后牙连续缺失、𬌗龈距离大、咬合力相对较大且缺牙区牙槽嵴丰满、对颌牙牙周健康的患者。因不能随意调磨,一般可摘局部义齿较少用。

3.4.4.6　合理排列人工牙

排列后牙应尽量将人工牙的功能尖排在牙槽嵴顶上,避免排在牙槽嵴外,以免造成支点,从而产生翘动。前牙应避免排成深覆𬌗。

3.4.5　连接设计的原则

3.4.5.1　连接设计的目的

通过设置的基托、连接杆使义齿的多个部件连成一个整体,有利于义齿的固位、稳定,并将𬌗力均匀传递、分布于基牙和相邻的支持组织,使义齿所受的𬌗力能较合理地分布。此外,通过金属连接设计还可增强义齿的强度,减小义齿的面积,有利于患者的发音和减少不适感。

3.4.5.2　连接体设计的原则

连接体设计的原则将在后面详细介绍。

3.4.5.3　连接体类型的选择

义齿连接部件分为刚性连接和弹性连接两种。金属基托、粗厚的金属连接杆的连接属刚性连接,一般用于缺牙较少、基牙健康情况好的义齿连接。弹性连接是指塑料基托,较细、较薄的金属连接杆及应力中断式(回力卡环)的连接,常用于缺牙多、基牙健康情况差的义齿连接,尤其适用于游离端较多缺牙的连接设计。

3.4.5.4　连接设计应尽量减轻义齿异物感

(1)尽量减小义齿体积　两侧单个后牙缺失,或一侧缺牙不超过两个,且非游离端缺牙者,只要基牙健康、固位形态好,即应尽可能在同侧设计义齿,以减小义齿体积。在连接形式上,塑料基托和连接杆均可采用,但应尽量采用连接杆,这样既轻便又舒适。如两侧上后牙的连接以腭杆为好,下颌义齿舌杆可减少压迫舌侧牙龈,有利于口腔卫生。若有铸造条件,设计铸造舌杆或较薄的金属基托连接,可明显减轻舌体不适感。由于铸造体光滑,不易附着菌斑,故可防止龋病及牙周病的发生。下前牙条件差或无铸造条件者,也可用塑料高基托置于舌面隆突上。

(2)合理安排连接部件的位置　义齿的连接部件不仅影响传力的方式,同时也会影响发音和产生不适感。如上颌义齿,一般后腭杆的连接影响较小,前腭杆应尽量避免放在腭皱襞的前半部,以免干扰舌的活动,影响发音和凸显异物感。

3.4.6　加强设计的原则

塑料基托式可摘局部义齿常在使用不长时间后就出现折断现象。义齿折断（尤其好发部位折断）的原因来自其结构、形态和材料等方面。

3.4.6.1　义齿折断的好发部位

（1）缺牙间隙小及咬合紧（𬌗力大）的低间隙的义齿，位于人工牙腭舌侧基托处及人工后牙𬌗面支托连线处。

（2）前后均有缺牙，中间孤立牙的腭（舌）侧基托处。

（3）下颌后牙游离端缺失，近缺牙区基牙的舌（腭）侧基托处或前牙舌侧部位的基托处。

（4）塑料基托过薄或有气泡的部位。

（5）上颌多数牙缺失时，前部腭中缝处或其两侧的基托。

3.4.6.2　义齿折断的原因

造成义齿折断的原因除了塑料部件的老化、金属部件的疲劳等材料本身因素外，还与义齿的设计、制作不当有关。

（1）义齿存在着过分薄弱区域　如缺牙间隙的近远中径过短、前牙深覆𬌗和缺牙区对颌牙伸长等原因，造成𬌗龈距离过小、咬合过紧，使这些部位的人工牙、基托设计较窄、较薄，故极易发生折断。

（2）义齿结构设计不当　如埋入塑料基托内的间隙卡环连接体，其纵向段过长，应力易在该处集中，容易造成基托折裂。

（3）设计制作不当　如𬌗支托连接体过于靠近𬌗面，较小缺牙间隙内支架分布不合理等。

3.4.6.3　预防塑料基托式义齿折断的措施

（1）调𬌗开辟间隙，磨除对颌伸长牙的部分牙尖或缺牙间隙相邻牙的牙体组织，使缺牙间隙的𬌗龈距离或近远中距离加大。

（2）埋入加强钢丝。加强钢丝在塑料基托中的位置，应略偏向基托的磨光面，其走向应与基托的易折裂线呈正交。

（3）用金属舌、𬌗面加强，前牙设计为金属舌背牙，后牙为金属𬌗面牙。

（4）易折区域用铸造网加强或金属基托替代。

（5）支架的位置、布局设置应合理，让更多的材料参与抵抗压力和张力，如适当减少较小缺牙间隙内的连接体，相对增加塑料的体积。

（6）尽量避免义齿部件形变，如间隙卡环与塑料基托的交接口应圆钝，避免呈薄边状。

（7）加强钢丝的走向尽量避免与基托内应力的方向正交。

（8）在义齿制作中避免产生气泡，因为气泡造成应力集中，使基托极易折断。

3.4.7　𬌗学的原则

口颌系统是由咬合、肌肉、颞颌关节在神经系统支配下发挥作用的，三者协调一致，才能保证口颌系统健康及正常发挥功能。因此，在可摘局部义齿设计中，必须遵循𬌗学原则。

（1）口颌功能协调　应与余留牙的咬合关系、肌肉的生理作用及颞下颌关节运动相协调。

(2)咬合关系稳定 余留牙及人工牙应呈广泛接触关系,避免早接触、低殆,消除殆干扰。

(3)殆位关系正常 恢复正常的咬合垂直距离和正中关系,尤其是殆面严重磨损的患者。应恢复生理性殆间隙,并建立正常殆位关系。

(4)适当恢复咀嚼功能 防止过大的殆力伤及牙及基托下组织。

3.4.8 美学的原则

美学是研究一切与人类审美相关的现象及其普遍规律的学科。美学可归纳为社会美、自然美、艺术美及科学美四种。

(1)社会美 口腔修复工作者在工作中要不断增强自己的审美意识和审美能力,将美学原理运用于可摘局部义齿的设计和制作中。同时要用口腔医学美学知识提高患者的审美观,不断增进良好的医患关系。

(2)自然美 修复缺失牙应以自然、协调为美。如在为患者选牙、排牙时,一定要以其余留邻牙的形态、色泽、大小等为依据,并参考患者的面形、唇形以及肤色、唇色、表情等,力求做到自然、美观。

(3)艺术美 一个合格的口腔修复工作者,应把可摘局部义齿视为造型艺术品,对每个步骤的操作都要做到精工细作,使患者戴用舒适,异物感小,充分满足患者的心理要求,从而提高义齿的修复效果。

(4)科学美 口腔修复工作者要严格按照科学原理、原则去设计每一副可摘局部义齿,以科学的方法完成每一个操作步骤,使义齿既有外在形态美,又有良好的功能,达到保护口腔组织的目的。

可摘局部义齿设计中的美学问题,目前已引起修复医务工作者及患者的广泛重视,审美标准已成为全面评价义齿的重要内容。

3.5 基牙的选择

设计可摘局部义齿必须首先考虑基牙选择的问题。除要考虑有利于义齿固位、稳定的需要外,还要结合患者的主观要求,从美观、舒适、摘戴方便等方面进行选择。选择基牙的原则有以下几点。

(1)选择健康牙作为基牙 牙冠长短合适、有一定倒凹、牙体牙周健康、牙周膜面积大、支持力较大的牙为首选基牙。临床一般多选用后牙,也可选用尖牙。通常不选切牙,因为易影响美观。

(2)选择患病牙作为基牙 对有牙体、牙髓病但可保留的牙必须经牙体、牙髓治疗后才能选用。轻度牙周病、经治疗炎症得到控制的天然牙,也可选作基牙。支持力不足的牙,如松动Ⅱ度或牙槽骨吸收Ⅱ度的牙不宜单独选作基牙,但如果应用联冠、牙周夹板或用连续卡环等形式进行固定后,仍可选作基牙。

(3)选择固位形态好的牙作为基牙 基牙应具有良好的固位形态。其较理想的标准是倒凹深度不超过 1 mm,坡度大于20°。锥形牙、过小牙等牙冠固位形态差的牙不宜选作基牙。

(4)选择基牙的数目 基牙选择的数目不要过多,一般情况下以 2~4 个为宜。选择基牙过多,除了要磨除过多牙的牙体组织外,也不利于就位道的调节,可能造成义齿摘戴时的困难。

（5）选择基牙的位置　一般应首选近缺牙间隙的牙作为基牙。同一缺隙端选用两个牙作为基牙时，两基牙愈远愈好；选用多个基牙时，彼此愈分散愈好。这样可使在基牙上的义齿固位体呈平面式结构的支持状态，有利于增强固位。

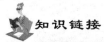 **知识链接**

基牙的健康

在为修复而选择基牙时首选形态好的健康基牙。不健康基牙需要在完善治疗并做牙体外形的修复后才可作为基牙使用。不健康基牙常见于以下几种情况：龋病，需安抚、充填治疗；牙髓炎，早期也可以安抚治疗，晚期不可逆性牙髓炎则需先进行牙髓治疗（如根管治疗、干髓术、拔髓术等）；根尖周炎，需做根管治疗或根尖手术；牙周病，需进行洁治术、松牙固定术等治疗。这些牙体牙髓疾病在治疗后再利用牙体修复方法恢复正常牙体形态，才可以在其上安放固位体（如卡环等），所以，口腔疾病学与口腔修复学的关系十分密切，是口腔修复的基础之一。

3.6　人工牙的设计

3.6.1　人工牙牙冠形态

人工牙牙冠形态的恢复应符合固位、稳定的需要。纵向支点线型义齿，在行使功能时易出现以近远中𬌗支托为纵向转动轴的义齿转动现象。对此类义齿的设计，应在磨改成品牙或制作人工牙时有意降低人工牙牙尖高度，以减少侧向分力，从而有利于义齿的稳定。游离端义齿的咬合设计，应减小人工牙颊舌径、近远中径，使𬌗力减小。这样，既能减轻基牙负担，又能防止义齿游离端下沉，减轻其下方牙槽骨的负担。

3.6.2　𬌗面形态和咀嚼功能

应根据义齿支持形式决定人工牙恢复情况。基牙支持形式义齿，依基牙多少和基牙的健康情况而定。缺牙少，基牙健康，能够承担相对大的咬合力，其人工𬌗面的大小可接近天然牙，恢复较强的咀嚼功能。黏膜组织支持形式义齿，由于无基牙分担𬌗力，𬌗力由黏膜承担，故人工牙设计应减少𬌗力，即加深𬌗面沟槽，减小人工牙颊舌径和近远中径，甚至采取减数方法，少排人工牙。除了减小𬌗力外，还应降低牙尖高度，减少侧向分力，使咬合无早接触，𬌗力均匀分布，避免支持组织的损伤。混合支持形式义齿，若基牙情况良好，而基托下的支持组织条件较差，则应通过适当的设计方法使人工牙咬合力的作用点尽量靠近基牙，使𬌗力主要由基牙来承担，以减轻基托下支持组织的负担。如果基牙健康情况较差，而基托下组织支持条件较好，则应在咬合设计时使𬌗力的作用点远离基牙，减轻基牙负担。若基牙及基托下组织支持状况均差,则其咬合设计必须符合减小𬌗力的原则。

3.6.3 恢复或适当增加垂直距离

𬌗面严重磨损而使垂直距离变小时,应当恢复垂直距离。上颌前牙缺失的重度深覆𬌗患者,或缺牙区对颌牙伸长造成基牙锁结的患者,在修复时应适当增大垂直距离,以取得基托间隙和𬌗支托间隙的距离,但所增加高度不能超过患者生理性𬌗间隙范围。

3.6.4 选择合适的人工牙

对于缺牙间隙近远中径和𬌗龈距离正常或稍小者,宜采用成品塑料牙,因其各项性能好且不用磨改。对于缺牙间隙小、𬌗龈距离较小或咬合关系差的患者,可选用个别制作成型的塑料牙或金属𬌗面牙,也可用铸造金属牙,瓷牙在可摘局部义齿中较少用。

3.6.5 合理排列牙齿

排列后牙应将人工牙的功能尖尽量排在牙槽嵴顶,避免排在牙槽嵴外,否则容易形成支点而产生翘动。前牙避免排成深覆𬌗。

3.7 固位体的设计

可摘局部义齿的固位体大多数都设计成普通冠外固位体,即卡环。固位体(卡环)的设计应考虑以下要求。

(1)固位体的设计以不能损伤基牙及余留牙为首要原则。

(2)固位体的数目、分布和基牙的位置、数目与选择原则一致。

(3)要按观测线的情况设计卡环,根据义齿固位和稳定的需要,可适当调整观测线和卡环的类型。

(4)固位体的安放应尽可能利用自然间隙,这样可以少磨或不磨牙体组织。

(5)卡环臂进入基牙倒凹不宜过深,否则可能影响义齿取戴。

(6)设计要合理,避免卡环臂对基牙产生侧向力和扭力。

(7)卡环与基牙表面要密贴,接触面积尽可能小,以减少基牙龋病的发生。

(8)当基牙牙周健康情况差、固位形态不良或缺牙多,尤其是游离端缺牙时,应增加基牙,以减轻原有基牙的负担。

(9)应在靠近弱小基牙的一侧增加基牙,尽量变线支持形式为面支持形式。

(10)兼顾美观、舒适、自洁、取戴方便。

3.8 连接体的设计

可摘局部义齿的连接体,可将义齿的固位体、基托等各个部件连成一个整体,有利于义齿的固位、稳定,并通过接触区将𬌗力传递、分布于基牙和相邻的支持组织,使义齿所受的𬌗力分布均匀。通过连接体设计还可以增强义齿的强度,减小义齿的体积和接触面积,减少患者的不适感。连接体的设计有以下要求。

(1)应有一定强度,质地坚韧,不变形,不易折断,能承担及传递𬌗力。

(2)不影响唇、颊、舌等组织的正常功能活动。

(3)根据缺隙位置、受力因素和软硬组织等具体情况,可设计成不同的大小、外形和厚度。

(4)不能进入软组织倒凹,以免影响义齿取戴。

（5）根据缺牙及基牙情况选择合适的连接体类型。缺牙少、基牙健康，可采用金属基托、金属连接杆；缺牙多、基牙健康差，可采用弹性连接，以减少基牙负担。

（6）连接体设计应尽量减小义齿体积，在连接形式上尽量采用连接杆。如下颌义齿尽可能设计为舌杆或铸造金属基托连接，这样可以减少口腔不适，并有利于口腔卫生。

3.9 基托的设计

基托将义齿各部分连成一个整体，有承担、传递和分散𬌗力，增加义齿固位与稳定，并修复缺损口腔软组织的功能。基托的设计有以下要求。

（1）在不影响义齿固位情况及口腔软组织活动的原则下，尽量缩小基托范围。如个别前牙缺失、牙槽嵴丰满者（即有一定承担𬌗力能力的），可不放唇侧基托，以利美观。上颌后牙游离端义齿基托后缘应伸展至翼上颌切迹，远中颊侧应盖过上颌结节，后缘中部应到软、硬腭交界处稍后的软腭上。下颌基托后缘应覆盖磨牙后垫的 1/3～1/2，基托边缘不宜伸展到组织倒凹区，否则有可能影响义齿取戴。

（2）基托应具有一定厚度，以保持其强度。塑料基托一般厚度为 2.0 mm，铸造基托厚约 0.5 mm。腭侧基托可稍薄，必要时做出腭皱形状，以利于发音。基托边缘圆钝，以避免牙疼和保持良好封闭性。

（3）注意基托与基牙及邻牙的关系。缺牙区基托一般不应进入基牙邻面倒凹区，以免影响取戴。腭（舌）侧基托边缘应与天然牙轴面的非倒凹区接触。前牙区基托边缘应在舌面隆突上，并与之密合，但对牙齿应无压力，即在模型上制作时不能使模型磨损。近龈缘区基托要做缓冲，以免压迫龈组织，并有利于取戴。

（4）注意基托与黏膜的关系，二者应密合而无压力。特别是在上颌结节颊侧、上颌硬区、下颌隆突与内斜嵴及骨尖等部位接触的基托，其组织面应做适当的缓冲处理，以免基托压迫组织产生疼痛。

（5）基托的形态应符合美学要求。基托厚薄均匀，其组织面应与组织密合，无压痛，磨光面应高度磨光，边缘呈匀整曲线，圆钝。后部的颊、舌腭侧要形成凹形的磨光面，避免与唇、颊、舌发生不利摩擦，以利于义齿的固位。

可摘局部义齿一般设计有两个以上的基牙或固位体，而义齿上的固位体往往在同一个方向上戴入，并且不受阻挡才能顺利就位。可摘局部义齿在口腔内戴入的方向和角度叫作就位道。义齿摘下时方向相反，但角度相同，可称之为摘出道或脱位道。缺牙的部位、数目不同，各基牙的位置、形态、倾斜度、倒凹及健康状况不同，缺牙间隙情况各异，因此，每一副可摘局部义齿戴入缺牙间隙的方向和角度也就不同。归纳起来，就位的方式主要有平行式、旋转式两种。

3.9.1 平行式就位道

平行式就位道是指可摘局部义齿上所有固位体只有一个戴入方向，它们彼此平行，各固位体共同就位，这个戴入方向就是共同就位道（图 1-32）。这是可摘局部义齿最常用的就位方式。确定平行式就位道的方法有平均倒凹法和调节倒凹法。

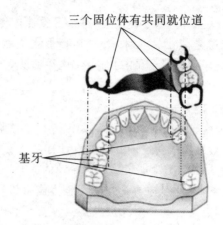

图 1-32　义齿共同的就位道

3.9.1.1　平均倒凹法

将位于缺隙侧两端基牙的倒凹平均分配,使缺隙两端基牙都有一定倒凹,义齿的共同就位道即为缺隙两端基牙牙体长轴交角的平分线(图 1-33)。

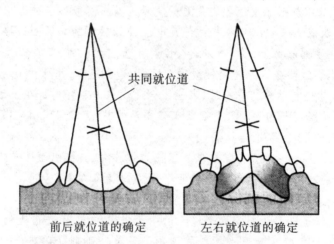

图 1-33　平均倒凹法就位道的确定

将模型固定在观测仪的观测台上,根据缺牙的部位,牙齿的倾斜度,牙槽嵴的丰满度及唇(颊)、舌侧倒凹的大小,调节模型倾斜度,使缺隙两端的基牙长轴与观测仪分析杆的交角一样大,即把两基牙的倒凹做平均分配,此时分析杆即代表共同就位道。若基牙长轴彼此平行,则义齿的就位道与基牙长轴一致,称为垂直就位。转动分析杆使之围绕基牙牙冠一周,分析杆的铅笔芯即绘出基牙的观测线,根据观测线的情况确定固位体(卡环)在基牙上的位置。一般弯制卡环进入倒凹区 $0.50 \sim 0.75$ mm,铸造卡环进入 $0.25 \sim 0.50$ mm。此法适用于缺牙间隙多或基牙倒凹大的情况。

3.9.1.2 调节倒凹法

调节倒凹法就是使缺隙两侧基牙的倒凹适当地集中于一端的基牙上,有利于固位而避开口腔软硬组织不利的倒凹,使义齿斜向就位或摘出。此法适用于基牙牙冠短小,牙体长轴彼此平行,垂直就位时固位力太差者。义齿斜向就位道与义齿的殆向脱位道形成一定的制锁状态,可以防止患者吃黏性食物时义齿从殆方脱位(图1-34)。除了改变义齿就位道以外,调节倒凹法还可以根据基牙健康状况的不同,通过改变基牙的观测线设计不同类型的卡环,从而起到保护不健康基牙的作用。

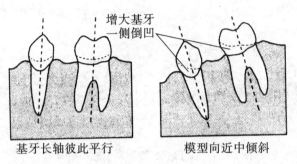

增大基牙一侧倒凹

基牙长轴彼此平行　　　模型向近中倾斜

图1-34　调节倒凹

3.9.2 旋转式就位道

旋转式就位道是指可摘局部义齿的各个固位体就位方向不一致,就位时先使一侧就位,然后再用旋转方式使另一侧就位。主要见于口腔条件特殊的病例。此法戴入义齿时操作较为复杂,患者不易掌握,故临床较少使用。

3.9.3 就位道与模型的倾斜关系

3.9.3.1 前牙缺失

唇侧牙槽嵴丰满、倒凹较大时,可将模型向后倾斜,以减少唇侧牙槽嵴的倒凹,使义齿由前向后戴入;否则,由于唇侧基托被倒凹阻挡,义齿在其他方向很难就位。模型向后倾斜也有利于前牙的美观。若唇侧倒凹较小,虽然不影响义齿在垂直方向就位,但若垂直方向就位时固位差,则应将模型向前倾斜,使倒凹集中在基牙近中侧,使义齿由后向前斜向戴入,从而取得较好的固位效果(图1-35)。

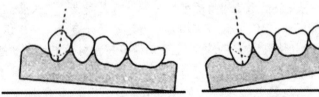

前牙牙槽嵴丰满、倒凹大,模型　　前牙牙槽嵴无倒凹,模型向前倾斜
向后倾斜

图1-35　前牙缺失,模型向后或向前倾斜

3.9.3.2　后牙缺失

　　若缺隙前后都有基牙,应根据基牙的健康情况确定模型的倾斜方向。当患者的基牙牙体、牙周情况良好时,将模型向后倾斜,在缺隙后端的磨牙上放置Ⅰ型卡环,在缺隙近中基牙放置Ⅱ型卡环,以减轻缺隙近中基牙的负担,义齿则由前向后就位。如缺隙后端基牙的健康情况较差,而前端基牙健康情况较好,则将模型向前倾斜,将Ⅰ型卡环放置在缺隙前端健康的基牙上,使Ⅱ型卡环放置在缺隙后端健康差的基牙上,义齿由后向前就位。若缺隙前后基牙倒凹均不大,两基牙长轴较平行,且与义齿𬌗向脱位方向一致,则应采用调节倒凹法,形成制锁角度,增强义齿的固位作用(图1-36)。

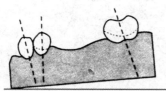

基牙牙周差,模型向近中倾斜　　　　基牙牙周健康,模型向远中倾斜

图1-36　后牙缺失,模型向前或向后倾斜

3.9.3.3　后牙游离端缺失

　　无论单侧还是双侧后牙游离端缺失,且游离缺失处牙槽嵴基本健康时,模型均向后倾斜,以增加基牙的远中倒凹,并在末端基牙上设计Ⅱ型卡环或分臂卡环固位,既可防止义齿翘动,又可减轻基牙的负担。义齿由前向后戴入。

4　可摘局部义齿的分类设计

4.1　肯氏分类法第一类牙列缺损的义齿设计

　　肯氏分类法第一类牙列缺损最为常见,且缺失牙间隙的牙槽嵴吸收较多。

　　此类缺损修复常设计为基牙和黏膜共同支持的混合支持式义齿。因其有两侧远中游离端鞍基,稳定性较差,故须用大连接体连接,以便获得固位和平衡,并使𬌗力可以分散,同时也可使牙弓两侧有交互夹板作用。此类义齿的固位,除须用直接固位体及大连接体外,还可增设间接固位体形成平面式支架结构,以加强稳定和固位效果。间接固位体可用支托、连续杆、舌面板、腭面板、卡环等。

　　两侧后牙全部缺失,余留牙牙周情况差的可设计为黏膜支持式义齿。在上颌,基牙上放无𬌗支托的锻丝卡环,使𬌗力较均匀地通过基托分布到支持组织上;在下颌,可在尖牙上放近中切支托及卡环,以防止两侧游离鞍基向远中滑脱和翘动。

　　为了减轻牙槽嵴所承受的𬌗力,可以减小牙列接触面积,两侧可少排一个前磨牙或磨牙,使牙列变短;适当减小人工牙的颊舌径、近远中径;恢复𬌗面的沟、窝、嵴、食物排溢道。适当地扩大基托面积,并将基托向前伸展到前牙舌面隆突上,代替连续杆,起间接固位作用。

　　肯氏分类法第一类牙列缺损的义齿设计如图1-37~图1-41所示。

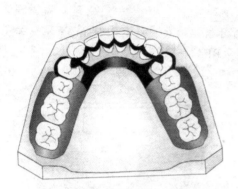

图1-37　7̄6̄5̄︱5̄6̄7̄ 缺失,舌杆和连接杆连接

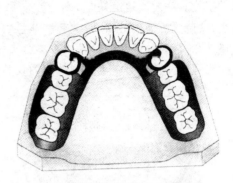

图1-38　7̄6̄5̄︱5̄6̄7̄ 缺失,应力缓冲连接体连接

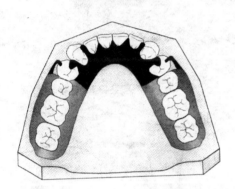

图1-39　7̄6̄5̄︱5̄6̄7̄ 缺失,舌板连接

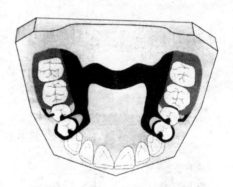

图1-40　7̄6̄︱6̄7̄ 缺失,腭杆连接

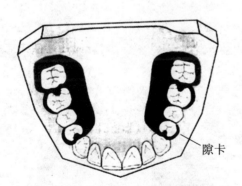

隙卡

图1-41　7︱7 缺失,分开腭板设计

4.2　肯氏分类法第二类牙列缺损的义齿设计

这类牙列缺损,可能由于有对颌牙伸长,牙槽嵴吸收过多,咬合常不平衡,侧向运动可能受干扰,导致设计的复杂性。常设计成天然牙和黏膜混合支持式义齿,须用大连接体或基托来分散𬌗力,并获得平衡和固位。还应设计间接固位体,以防止义齿翘动,保持整个义齿的稳定。

游离端缺牙两个以上者,为双侧设计。在游离端基牙上放置卡环,用大连接体连到牙弓的对侧,在对侧牙弓上选两个基牙放置卡环,只放一个卡环可能导致对抗力不足。如对侧边有缺牙,则可在缺隙两侧的基牙上放置卡环,形成平面式支点线,以避免游离端的摆动、旋转和翘动。后牙游离缺失三个牙以上者,为了保护末端基牙,游离端基牙应设计成近中𬌗支托或 RPA 卡环。

肯氏分类法第二类牙列缺损的设计如图 1-42 ~ 图 1-46 所示。

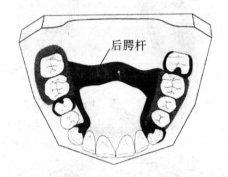

图 1-42　76│456 缺失,腭杆连接

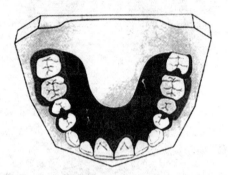

图 1-43　651│167 缺失,腭板连接

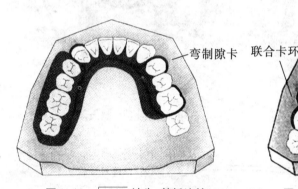

图 1-44　│4567 缺失,基托连接

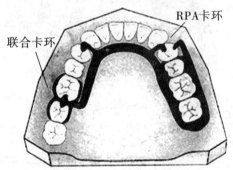

图 1-45　765│ 缺失,舌杆连接

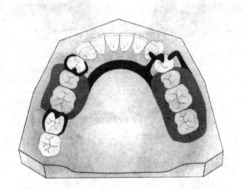

图 1-46　765│56 缺失,舌杆连接

4.3　肯氏分类法第三类牙列缺损的义齿设计

牙弓的一侧或两侧有缺失牙,缺牙间隙两侧均有天然牙者,缺牙间隙两侧的牙

可能有移位倾斜,对颌牙可能有伸长。如果基牙健康,此类义齿应设计成𬌗力主要由基牙负担,故缺牙间隙两侧的基牙均要放置卡环及𬌗支托,以承受垂直压力,同时缺隙下方设计小基托。如牙弓两侧均有缺牙,可用大连接体,使牙弓两侧的鞍基交互作用。使用直接固位体的数量一般不要超过四个。如基牙的颊、舌侧观测线不同,为了更好地达到固位和稳定效果,可用混合型卡环。

缺牙间隙较小,两端基牙健康的,为了减小义齿体积,可放置直接固位体,为单侧设计。如一侧牙弓缺失三个以上牙,且前方基牙又弱,为了防止义齿旋转不稳定,可用大连接体,使牙弓两侧支持,并在对侧使用有间接固位作用的卡环,如间隙卡环,为双侧设计。大连接体可选用腭杆、腭板、舌杆或舌面板等。

肯氏第三类牙列缺损的义齿设计如图1-47～图1-53所示。

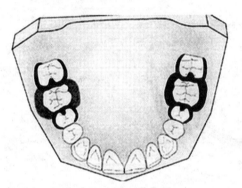

图1-47　6|6 缺失,分开设计

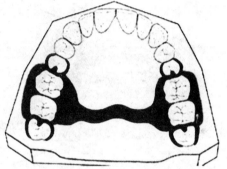

图1-48　76|67 缺失,腭杆连接

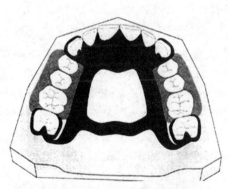

图1-49　654|456 缺失,腭板连接

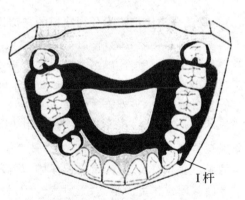

图1-50　7654|4567 缺失,腭杆连接

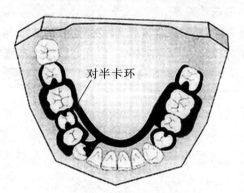

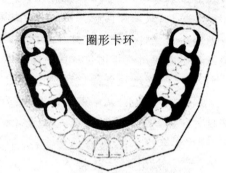

图 1-51　$\overline{64|56}$ 缺失,舌杆连接　　　　　图 1-52　$\overline{76|67}$ 缺失,舌杆连接

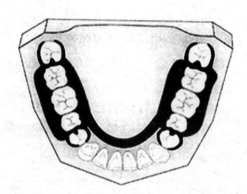

图 1-53　$\overline{765|567}$ 缺失,舌板连接

4.4　肯氏分类法第四类牙列缺损的义齿设计

缺牙间隙在牙弓的前端,且超过中线者,常设计为基牙与黏膜共同支持式义齿。此类义齿经受𬌗力后,常沿牙弓前端支点线做旋转运动。为了防止产生这种不稳定,则对抗平衡的间接固位体须向远中伸展,以加大对抗力臂。这类义齿的基牙受扭力虽小,但当左右咀嚼活动时,基牙便会受到侧方压力,因而可使用后腭杆将整个义齿加固连接,并对抗左右作用在基牙上的侧方压力。缺牙较少,间接固位作用良好者,可用金属基托,以减少被覆盖的组织面积,减轻异物感。缺牙多,被覆盖的组织面积较大者,可用大连接体,前部基牙上可放杆形卡环,以利美观,后部则用有间接固位作用的𬌗支托、间隙卡环、联合卡环等设计。

可摘局部义齿的肯氏第四类缺损的修复设计如图 1-54、图 1-55 所示。

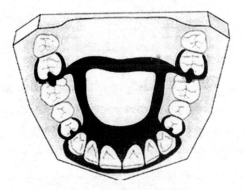
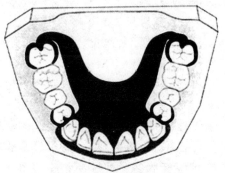

图 1-54　321|123 缺失,腭杆、腭板连接　　图 1-55　321|123 缺失,腭板连接

在实训课上先由学生设计多种方案,最后由教师做结论性讲解、总结。

由所学基础理论可知,项目一的牙列缺损应参考图 1-56 的设计。

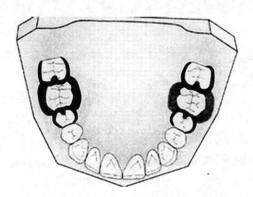

图 1-56　6|6 缺失可摘局部义齿的设计

任务指导:在 75| 两个基牙上分别设计三臂卡环,鞍基基托适当伸展,以分担一定的殆力,大部分殆力由殆支托传递给 75| 两个基牙,但需要基牙健康,能承受殆力。同时注意就位道的设计。此种设计属于基牙、黏膜共同支持的混合型可摘局部义齿的设计。

(二)任务 2 的完成

任务:修复前的准备。

子任务:①口腔检查;②口腔准备;③基牙预备;④支托凹预备。

▶▶相关理论知识 1-2

修复前的准备

可摘局部义齿在制作前,除了解患者的全身健康情况外,对口腔局部情况尤其是缺牙间隙、余留牙的情况须做详细检查和必要的修复前准备,然后做出初步的诊断、治疗计划和对义齿的初步设计。

1 口腔检查

口腔检查时应注意了解以下情况。

(1)首先要了解病史、牙列缺损原因、是否戴过义齿等,然后再详细检查缺牙部位和数目。

(2)缺牙区的大小、宽窄;剩余牙槽嵴的高低和愈合情况,是否有明显骨尖和残根。

(3)余留牙及咬合情况。对拟作为基牙的牙齿应特别注意稳固程度和根尖周情况。必要时摄X射线片,以了解是否有埋伏牙或残根,是否有龋齿或充填物的悬突,明确天然牙牙根的大小、长度和牙槽嵴的支持情况等。

(4)余留牙若有牙体、牙周病变,应根据情况进行治疗或拔除。如有影响修复的孤立牙,则可拔除。对基牙的选择应更严格,否则将影响义齿的修复效果。

(5)对口腔情况较复杂的患者,应制取研究模型并上𬌗架,检查上下颌牙齿的磨损、倾斜、移位和伸长情况。

(6)检查上下颌牙齿的𬌗关系,𬌗接触是否过紧,有无安放𬌗支托和卡环的间隙。

(7)检查上下颌牙槽嵴的关系,颌间距离的大小,覆𬌗和覆盖程度等。

2 口腔准备

经过临床检查,了解患者的口腔情况后,需根据检查结果做出诊断和修复计划,然后进行修复前的口腔处理,为义齿修复创造必要的条件。

2.1 调磨余留牙或基牙

(1)余留牙中的乳牙、畸形牙、错位牙,对义齿修复不利者予以拔除,有利者可以保留。拟选作基牙者应调整其形态或用人造冠恢复形态,以利于放置固位体,或截去牙冠,保留牙根,用于覆盖基牙。

(2)余留的残冠、残根,对修复不利者应拔除,有利者可进行牙髓治疗、截冠术、截根术、半切术、分根术等。去除病变部分,保留健康部分,采用人造冠修复后也可选作基牙。

(3)松动牙应根据患者的全身和口腔情况,分析松动的原因、牙周破坏的程度,结合松牙的咬合、排列及邻接关系,有保留价值者进行牙周治疗,调𬌗(消除创伤𬌗,改变冠根比例等),设计夹板固定,加以保护和利用,否则应予以拔除。

(4)牙体、牙周组织、牙位正常的孤立牙,原则上都予以保留,至于是否用作基牙或覆盖基牙,应视口腔具体情况而定。处于关键位置上的孤立牙,如远中孤立牙,即使牙体、牙周组织条件较差,也应采取适当措施尽量保留利用,以免形成游离端缺损。

(5)余留牙应进行咬合调整,以消除早接触与𬌗干扰。磨除过高、过锐的牙尖和边缘嵴,以避免损伤软组织;调整𬌗平面与𬌗曲线,使咬合关系协调;减小颊舌径或近远中径,增加溢出沟,以协调𬌗力与牙周支持力。通过充填或用人造冠修复或改善牙体形态、咬合、排列和邻接关系,以利于放置固位体。采用正畸方法关闭间隙,矫正异位牙、倾斜牙,为修复创造有利条件。

(6)弱基牙应采取适当措施加强其支持能力,否则就可能受损伤。如用人造冠修复或用联冠将其与邻近的健康牙连接起来形成多根基牙,或用固定桥、连接杆与缺隙另一端的牙连接在一起等。

(7)基牙有牙体病、牙髓病、牙周病者,应先治疗并去除牙石,控制牙周炎症,待牙体、牙髓、牙周病治愈后,再进行可摘局部义齿修复。

(8)拆除不良修复体,根据基牙和软组织情况分别给予处理或治疗。

2.2　缺牙间隙的准备

(1)缺牙间隙的残根、骨尖、游离骨片应手术去除。

(2)对颌伸长牙应磨短,以免影响咬合,必要时可先失活牙髓再磨改;过度伸长且无保留价值者可拔除;低𬌗牙应通过冠修复等方法恢复咬合,以改善𬌗平面、𬌗曲线等。

(3)缺隙两端牙齿倾斜、邻面倒凹过大,应按共同就位道磨改形态,去除或减小不利倒凹,以利义齿就位。

(4)系带附着近牙槽嵴顶,影响基托伸展和排牙者,应手术矫正系带。

2.3　颌骨的准备

牙槽嵴上存在妨碍义齿就位的骨尖、骨突以及倒凹或上颌结节过大、下颌隆突形成明显倒凹者,可做牙槽骨整形手术予以修复。牙槽嵴呈刃状或严重吸收变平者,可做牙槽嵴增高术。

2.4　软组织的处理

口腔如有炎症、溃疡、增生物、肿瘤或其他黏膜病,应经过治疗后再做义齿修复。

3　基牙预备

为使可摘局部义齿制作完成之后能够顺利戴入口内,在制取印模前须对基牙进行必要的修改与调磨,以便于义齿的设计与放置卡环。基牙预备一般包括支托凹预备、隙卡沟预备、对伸长或倾斜基牙的调磨等。对伸长或倾斜基牙的调磨,具体可用轮状、柱状等车针对其磨短或去除对修复不利的基牙倒凹等方法,以方便义齿确定就位道和放置卡环。

4　支托凹预备

为了使𬌗支托不妨碍上下颌牙的咬合,一般需要在基牙𬌗面的相应部位做必要的磨改,形成安放𬌗支托的支托凹。

4.1　支托凹预备的原则

(1)支托凹通常预备在缺隙两端基牙𬌗面的近中或远中部分。

(2)支托凹的位置应尽量设在上下牙咬合状态的天然间隙处或在不妨碍咬合接触处,这样可以避免打磨患者牙齿。上下颌牙齿咬合过紧,或对颌牙伸长,或牙齿𬌗面磨损而致牙本质过敏时,可预备在上颌的颊沟区、下颌的舌沟区,这两处都是非咬合功能区,故𬌗支托安放后不会影响咬合。

(3)𬌗面边缘有充填物存在时,𬌗支托凹尽量不放置在充填物上,以免充填物折裂或脱落。若无法完全避开充填区,则应将𬌗支托凹扩展到充填区外的健康牙体组织上。

(4)按要求预备。支托凹要确保𬌗支托功能的发挥,就必须严格按照要求进行预备。

(5)必要时可磨改对颌牙,但不应磨除过多牙体组织。

4.2　支托凹预备的方法

4.2.1　后牙𬌗支托凹的预备

(1)铸造𬌗支托的支托凹应呈圆三角形或匙形,由基部向𬌗面支托凹的位置逐渐变窄,其近远中长度为基牙近远中径的1/4~1/3。上下牙咬合状态下的天然间隙𬌗支托凹在基牙𬌗面边缘嵴处最宽,约为𬌗面颊舌径的1/2,以对抗此处较强的应力和侧向力,并可防止食物嵌塞。支托凹底应与基牙长轴的垂线呈正向20°角(图1-57),使𬌗支托所承受的作用力尽可能沿基牙长轴传递,减小对基牙的侧向作用力,以利于维护基牙牙周组织的健康。𬌗支托位于𬌗面边缘的部分及支托凹所对应处均须磨圆钝,以防折断。弯制𬌗支托则多用直径1.2 mm(18号)的不锈钢丝弯制而成。

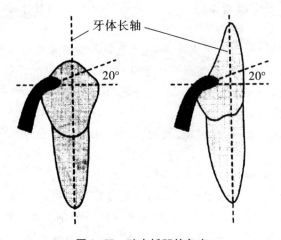

图1-57　𬌗支托凹的角度

(2)支托凹的预备方法:用适当大小的刃状石轮或轮状石,在基牙的相应位置按要求磨出支托凹的外形和深度。所磨牙面或𬌗面边缘嵴,最后要用橡皮轮或砂纸磨光,其深度为1.0~1.5 mm。如𬌗支托用不锈钢丝制作,支托凹的宽度可略窄一些,深度约1.0 mm。

4.2.2　前牙支托凹的预备

由于尖牙牙根粗壮,支持力强,前牙的支托一般放置在尖牙的舌面隆突上。支托凹做在颈1/3和中1/3交界处,呈V字形,近远中长2.5~3.0 mm,唇舌径宽约2 mm,切龈径深约1.5 mm。用刃状或倒锥砂石操作,最后磨光,以免将来发生龋病。下颌前牙的支托可置于切角或切缘上,称为切支托。用刃状砂石可降低切缘,并做成切迹宽约2.5 mm、深1.0~1.5 mm,周边圆钝的凹形。

任务指导:①口腔检查。由学生阐述或写出口腔检查的目的和内容。②口腔准备。由学生阐述或写出口腔准备的目的和内容。③基牙预备。教师示教后学生按照操作标准模拟操作。④支托凹预备。教师示教后由学生严格按照操作标准操作。

（三）任务3的完成

任务：制取印模和灌注模型。

子任务：①制取印模；②灌注模型；③上殆架。

▶▶**相关理论知识**1-3

制取印模和灌注模型

印模是指物体的阴模。口腔印模是指口腔有关组织的阴模。临床制取印模技术是指通过印模材料和印模托盘获得口腔有关组织的阴模，再将某种模型材料灌注于预备的印模内，即可得到与口腔内有关组织形态一致的模型。绝大多数口腔修复体都是在模型上制作完成的，因此，印模和模型是否能准确反映口腔组织情况和修复体的精确程度，与修复的成败密切相关。高质量的印模和模型是制作高质量修复体的前提和基础。

1 制取印模

1.1 印模方法的选择

选择印模方法，应考虑印模压力大小的选择、印模方式（开口或闭口）的选择、功能性整塑和托盘类型的选择等几个方面。

1.1.1 印模压力大小的选择

有两种观点。一种观点认为，印模要能反映口腔在功能状态下或咀嚼时组织受压力的情况，要采用压力印模。另一种观点则认为，咀嚼活动只占口腔活动的一小部分，大部分情况下口腔处于非咀嚼状态，组织张力处于正常状态，如果使口腔软组织长期受压，则可能引起骨吸收，因此，应当在口腔自然状态下组织张力正常时制取印模。但具体用哪种还要根据缺牙具体情况而定。

1.1.2 印模方式的选择

大多数情况下可摘局部义齿采用开口式印模，但在某些情况下采用闭口式印模可以获得更好的修复效果。例如：后牙游离缺失时，为防止游离端牙龈和黏骨膜在受力时下沉移位，应在游离鞍基处取压力印模，以免鞍基在工作时过度下沉，而在余留牙区取非压力印模，因此，在咬合状态下取闭口式印模是首选。

1.1.3 功能性整塑

可摘局部义齿工作模型的制取须进行功能性整塑，即在制取印模时通过牵拉患者口角、揉按面颊部等方法模拟患者口腔功能时的形态。恰当的功能性整塑可使可摘局部义齿获得正确的边缘伸展，既增加义齿的固位和稳定性，患者戴用也比较舒适，不致在口腔功能运动时出现基托与口腔组织的不利摩擦等情况。

1.1.4 托盘类型的选择

一般情况下，各种型号的成品托盘即可满足大多数印模制取的要求。但在某些特殊情况下，如后牙游离缺失、牙槽嵴吸收严重时，用成品托盘一次性制取印模很难达到精确的要求，制作个别托盘制取的印模质量要好于用成品托盘。

1.2 印模的分类

1.2.1 按制取印模的次数分类

（1）一次印模法 是指用成品托盘和相应的印模材料一次完成制取印模工作。一次印模法操作简便，节省时间，但在某些特殊情况下因成品托盘不合适，印模常会取得不完全而影响印模精确性。因此，一次印模法制取印模必须有合适的成品托盘，这就要求仔细选择合适的托盘，还要求操作者技术熟练，能在有限的时间内完成功能性整塑。

（2）二次印模法 又称联合印模法，是指通过初印模和终印模两次印模完成制取印模工作。二次印模法分两种情况：一种情况是用成品托盘取初印模并灌注初模型，在初模型上制作出个别托盘，再用个别托盘取终印模；另一种情况是先用一种流动性差的印模材料取初印模，再将初印模组织面均匀刮除 0.5～1.0 mm 的印模材料后就相当于个别托盘，然后用流动性好的印模材料涂布在刮除印模材料所余留的空间处，再送入口腔取终印模。比如用藻酸盐印模材料取初印模，用琼脂印模材料取终印模；或用印模膏取初印模，用藻酸盐印模材料取终印模；或用不同流动性的硅橡胶（先稠后稀）分别取初印模和终印模等。二次印模法印模准确，容易掌握，但操作烦琐、费时。

1.2.2 按制取印模时患者开、闭口状态分类

（1）开口式印模 患者在开口状态下制取印模，开口度以能容纳托盘为准。也无须大张口，因托盘是通过口角旋转进入口腔的。操作者必须一手固定托盘，一手进行肌功能整塑。此法临床最常用，但因开口状态下肌肉黏膜处于张力状态，故印模边缘的伸展可能有一定误差。

（2）闭口式印模 患者在闭口状态下制取印模，一般用旧义齿或过渡性义齿作为个别托盘。患者在闭口状态下口腔无外界干扰，此时所取的印模更能反映组织功能状态的真实情况。

1.2.3 按制取印模时是否进行肌功能整塑分类

（1）解剖式印模 制取印模时不进行肌功能整塑。多用于非工作印模的制取。

（2）功能性印模 制取印模时进行软组织功能整塑，这样可以部分或完全反映组织在功能状态下的情况，使将来制作的义齿在工作时不容易影响口腔组织的活动。工作印模均要求取功能性印模。

1.2.4 按制取印模时是否对黏膜施加压力分类

（1）压力式印模 制取印模时对组织施加一定的压力，使印模能反映组织在受咬合压力状态下的情况。

（2）非压力式印模 制取印模时不施加特别的压力，印模反映组织在不受咬合压力状态下的情况。

（3）选择性压力式印模 制取印模时在设计的义齿承力区施加一定的压力，在非承力区和缓冲区不施加压力。

1.3　印模托盘的选择

1.3.1　托盘的种类

（1）按托盘覆盖牙列的范围分类　分为全牙列托盘（图1-58）和部分牙列托盘（图1-59）。

底部是平的

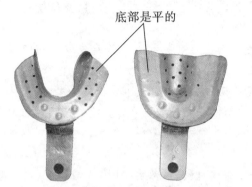

图1-58　全牙列托盘

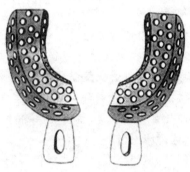

图1-59　部分牙列托盘（局部有孔型）

（2）按托盘的材质分类　①金属托盘：可高温灭菌处理，能反复使用，有不锈钢和铝合金两种材质，托盘边缘必要时也可适当加以调改。②塑料托盘：由塑料制成，作为一次性托盘，使用方便，可防止交叉感染，但材质软时容易发生形变而影响印模的精确性。③金属-塑料联合托盘：由金属网状托盘表面喷涂塑料而成，稳定性好，舒适，但较难消毒，且不易修改。

（3）按托盘的具体用途分类　分为牙体缺损修复专用托盘、牙列缺损专用托盘和牙列缺失专用托盘等（图1-60、图1-61）。

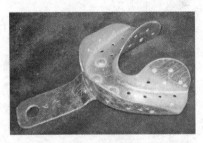

图1-60　后牙游离缺失、牙槽嵴
吸收严重时所用的托盘

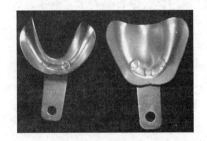

图1-61　无牙颌印模托盘

1.3.2　托盘的选择

成品托盘有各种大小、形状和深浅，但选择时要尽量与牙弓协调一致。托盘与牙弓内外侧均应有3~4 mm间隙，用以容纳印模材料。间隙过小，会使材料太薄而易变形。其翼缘不能过长或超过黏膜皱襞，以免妨碍唇颊侧组织及舌的活动。在其唇颊侧系带部位亦有相应的切迹。上颌托盘后缘应盖过上颌结节和颤动线，下颌托盘后缘应盖过最后一个磨牙或磨牙后垫区。若成品托盘某部与口腔情况不太适合，可以用技工钳调改，或用蜡、印模膏加添托盘边缘长度和高度，必要时另制作一个适合患者口腔的个别托盘。若双侧后牙游离缺失且缺隙区的牙槽嵴吸收较多，或前牙区高而深、后牙区低而浅，则应选用后牙游离缺失专用托盘（图1-61）。如使用弹性印模材料制取印模，可选用有孔或边缘有倒凹的托盘，或在托盘边缘绕贴一圈胶布，这样在制取印模的过程中可避免印模材料与托盘分离而导致失败。如用石膏或印模膏制取印模，则应选用光滑无孔、无倒凹的托盘，以使印模材料与托盘便于分离。

若已选好的成品托盘不合适，则可以制作个别托盘。一般是先取一初印模并灌出模型，再在模型上用印模膏做个别托盘。其优点是：外形高度和宽窄合适，不会出现托盘翼过长而使黏膜皱襞变形，或托盘翼过短而使印模伸展不足，或托盘翼短且无法支持印模材料而在灌注模型时导致印模变形等问题。故个别托盘的大小比成品托盘更为合适，整塑更准确，印模更准确可靠。

1.4　选择印模材料

（1）印模膏　是一种非弹性、可逆性印模材料，加热至70 ℃左右软化，用手整塑后放入托盘制取印模。印模膏在50 ℃左右流动性和可塑性较好，一般用于个别托盘初印模的制取，用完消毒后可反复使用。

（2）藻酸盐印模材料　是一种有弹性、不可逆的水胶体印模材料，临床上最常用。可分为粉剂型和糊剂型两种，粉剂须与水调和，糊剂须与胶结剂调和。其优点是操作简便，精确度高，弹性好，因而从倒凹取出时不变形；缺点是失水收缩、吸水膨胀，凝结时间受环境温度影响大，体积不太稳定，所以印模从口中取出后，应立即灌注模型。

（3）硅橡胶印模材料　由硅橡胶及交联催化剂两组分构成，混合后5～6 min凝固（20～25 ℃）。其特点是印模精确，弹性好，尺寸稳定性高，是目前质量最好的一种印模材料，但价格昂贵，常用于取精确度要求高的印模。

1.5　制取印模的方法

1.5.1　制取解剖式印模

制取印模前先要调整患者体位，使患者舒适地坐在治疗椅上。制取上颌印模时，头部保持直立位置；制取下颌印模时，头稍向前倾，使下颌𬌗平面与地面平行。

首先选好托盘，然后取适量糊剂或粉剂印模材料，放置橡皮碗内并加适量胶结剂（粉剂印模材料加水），用调刀调匀，置于托盘内准备取模。

制取上颌印模时，可先在倒凹区、位置较深的颊间隙区、位置较高的上颌结节区、高穹隆的硬腭上放置适量的印模材料（下颌则放在舌间隙区），一手将患者口角牵开，另一手较快地以旋转方式将托盘放入口内，使托盘后部先就位，前部后就位，这样可使过多的印模材料由前部排出，容易使印模流到前部口腔前庭的所有间隙，同时要用口镜或镊子将多余印模材料取出口外，以防患者呕吐。材料凝固后须先脱位后部，再沿牙长轴方向取下印模，这样可以使托盘和印模容易取下。另外，要在印模材料凝固前保持托盘稳定不动，并做好肌功能修整。

同法取得下颌印模，但在做肌功能修整时应嘱患者微抬舌尖向前上方和左右活动，切勿用力抬高舌尖，以保证舌侧口底部肌肉修整完好及印模边缘准确。

1.5.2 制取功能性印模

首先做好义齿鞍基的个别托盘,托盘边缘须离开余留牙,用印模膏和氧化锌丁香油糊剂印模材料取得缺牙区咬合时的印模。因取得印模时缺牙区的软组织承受了咬合时的压力,所以取得的印模下面黏膜组织即有一定程度的下沉移位。修去托盘边缘和伸展到余留牙上的多余印模材料,并使印模留在口腔原位不动。

另外再选一成品托盘,内盛弹性印模材料,制取整个牙弓及相关组织的印模,同时做肌功能修整。待印模材料硬固后,之前留在口腔缺牙区的咬合印模将会和成品托盘的弹性材料附着在一起,从口内取出附有缺牙区咬合印模的整个牙弓印模,此最后印模即为游离鞍基在咬合压力下所得的功能性压力印模。而余留牙列区则是解剖式印模,用此种印模所制的义齿,由于功能区是压力印模,义齿一戴入口腔就会对其下的黏膜产生一定的压力,所以其基托在承受合力时,不会再有下沉或很少下沉,不仅减少了对牙槽骨的损害,同时基牙所受扭力亦相应减小,因而它是合乎生理功能的。

印模在制取过程中,要保持稳定不动,以免印模移位或变形。印模由口内取出时,一般先取脱后部,再沿前牙长轴方向取下印模,要求印模材料不与托盘分离。印模取出口外后,要求印迹清晰,伸展适度。由缺牙一方所取得的印模为工作印模,而为求得正确咬合关系所取得的对颌牙弓印模则为辅助印模,或对颌印模。

1.6 印模的消毒

制取口腔印模时,需要直接接触患者的唾液甚至是血液,所以印模表面可能带有细菌、病毒及其他致病微生物等。流水冲洗最多只能去除40%~90%的细菌,若未经特殊消毒处理的印模立即灌注成模型,则易引起乙肝、艾滋病、结核等传染性疾病的交叉感染,危害人类健康。常用的消毒方法是化学消毒法,主要有浸泡法和喷雾法等。

1.7 常用的消毒方法

(1)浸泡消毒 是目前最常用的印模消毒方法。常用的消毒液主要有戊二醛、次氯酸钠、碘伏、酚液等,推荐使用2%的戊二醛溶液或有效氯达$1/10^9$的次氯酸钠溶液。将印模取出后,用流水冲洗10 s,然后在消毒液中浸泡1 h以上,但对聚硫橡胶、缩合型硅橡胶、聚醚橡胶以及琼脂类材料,浸泡时间不应超过30 min。浸泡后再用流水冲洗,拭干水分,及时灌注石膏模型。在众多印模材料中,加成型硅橡胶印模材料的性质最稳定。采用戊二醛或次氯酸钠浸泡的金属托盘易受腐蚀,可能出现托盘与印模材料分离现象。

(2)喷雾消毒 喷雾消毒是一种改良的方法,对印模尺寸的影响较小,主要用于浸泡后易变形的材料消毒。其方法是:用流水冲洗10 s、在拭干的印模上均匀喷上一层消毒剂后,放入相对湿度为100%的密闭容器中达到规定的消毒时间,取出后再用流水冲洗、拭干,最后灌模。但应注意避免因口腔结构的特殊性而使消毒液积聚在印模某一部位,造成其他位置消毒不全的现象,同时还应注意消毒剂的挥发对人体健康潜在性的损害。常用的喷雾消毒剂有10%次氯酸钠溶液、戊二醛溶液。

1.8　不同印模材料的消毒方法

（1）海藻酸盐印模　用蒸馏水冲洗10 s,在2%戊二醛溶液中浸泡10 min；或用10%次氯酸钠溶液喷雾,用蒸馏水冲洗,再用10%次氯酸钠溶液喷雾,最后用浸湿次氯酸钠的纱布包裹放置10 min。

（2）缩合型硅橡胶印模　用2%戊二醛或10%次氯酸钠浸泡10～15 min。

（3）加成型硅橡胶印模　用蒸馏水冲洗10 s,浸泡于2%戊二醛或10%次氯酸钠溶液中10～15 min可消毒；用新鲜的2%戊二醛溶液浸泡至少10 h可灭菌。如果已知患者是HBV（乙型肝炎病毒）或HIV（艾滋病毒）携带者,则应选此类型印模材料,并在取下印模后立即进行灭菌处理。2%戊二醛和10%次氯酸钠可以杀灭HBV,但不可以杀灭HIV。

（4）聚硫橡胶印模　可使用10%次氯酸钠溶液、2%戊二醛溶液、碘液或酚溶液浸泡10 min。

（5）聚醚橡胶印模　使用蒸馏水冲洗,在2%戊二醛溶液中浸泡20 min,再用蒸馏水冲洗,干燥10 s,放置10 min。

（6）琼脂（可逆）水胶体印模　2%的碱性戊二醛溶液浸泡10 min。

2　灌注模型

模型即物体的阳模。临床工作中所用的模型是牙、颌及其他口腔组织的阳模,亦是记录口腔各部分组织形态及关系的阳模,用模型材料由口腔印模灌注而成。用于修复制作的模型称为工作模型。各类修复体大多数须在工作模型上制作完成。

模型的制作是口腔修复体制作过程中的一个非常重要的步骤,模型的精确与否直接关系和影响到义齿的修复效果,目前临床工作中对于模型材料和模型的要求越来越高。

2.1　合格的工作模型应具备的条件

（1）模型应能精确地反映出口腔各部分的解剖形态、组织结构以及牙颌的关系。模型应无缺陷,表面清晰,体积稳定,精确度高。

（2）模型的底座,应具有一定的厚度,一般以不小于10 mm为宜。

（3）模型底面应与牙弓的𬌗平面平行,模型底座的前壁、侧壁及后壁应与模型的底面垂直。

（4）模型边缘的宽度,其唇颊侧黏膜皱襞至底座边缘应有5 mm左右的距离（图1-62）。

（5）模型表面的硬度要高,不易磨损,有较大的抗压强度。

（6）模型的表面应光滑,便于蜡模的顺利脱出。

2.2　模型材料的选择

口腔修复模型的制作,常用的材料主要有普通熟石膏、硬质石膏（人造石）、超硬石膏（超硬人造石）等。目前我国使用的模型材料一般以普通熟石膏为主,对精度要求较高的修复体可采用硬质石膏和超硬石膏；国外则以硬质石膏和超硬石膏为主。此外还有超硬精密石膏、木质纤维素石膏等材料。

（1）普通熟石膏　普通熟石膏与硬质石膏相比较,其材料结构疏松,硬度和强

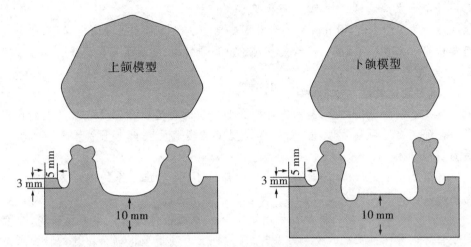

图 1-62　模型的外形要求

度也较低。常用于树脂类基托可摘义齿的模型制作。

普通熟石膏的粉水比例最大,一般粉水比例为:熟石膏粉100 g,水40~50 ml。调拌方式为沿一个方向匀速进行,以免带入空气而使材料内出现大量气泡。调和时间在40~60 s为宜,一般不超过60 s。

(2)硬质石膏　硬质石膏脱水均匀,纯度高,结晶致密,其硬度和强度均比普通熟石膏优越。临床上主要用于制作复杂的托牙和固定义齿时的模型灌注。

(3)超硬石膏　超硬石膏又称为超硬人造石,其化学成分与普通人造石相同,也为半水硫酸钙,但其晶体排列更加规则,是一种改良了的人造石。临床多用于灌注需要精密铸造的模型,如体积较大的嵌体、部分冠、全瓷冠、烤瓷熔附金属全冠、固定桥、精密附着体义齿、可摘局部义齿铸造金属支架等。

使用时,应注意严格控制混水率(其粉水调和比例最小),最好能在真空调拌器内进行,调拌时间不超过50 s。若需要用普通熟石膏灌注模型底部以节省材料,则应在超硬石膏未完全凝固前灌注普通熟石膏,以防两种模型材料分离。

2.3　灌注模型的方法

取得准确印模后,应及时用石膏或人造石等模型材料灌注印模。

先将印模用细流水冲洗干净,并甩干水分,再用橡皮碗调拌石膏或人造石,水粉比例要合适,以保证模型有足够的强度。石膏调拌均匀后,先将少量石膏放在印模的最高处,手持托盘柄,轻轻振动托盘底或将其放在模型振荡器上,使石膏缓慢流至印模的牙冠处,这样可以减少气泡,并逐渐添加材料,直至灌满整个印模。要注意尽量排出气泡,然后把剩余石膏堆放在玻璃板上,将印模倒置于其上。要求托盘底与玻璃板平行,并保持一定厚度,修去印模边缘过多的石膏。对有孤立牙者,灌注模型时应在已灌注部分石膏的该牙处插一小段竹签,加强石膏牙的坚固性,以免石膏牙折断。灌注模型时不要对印模托盘施加压力,以免印模变形影响模型的准确性。

模型应有适当的厚度,最薄处不小于 10 mm。下颌模型应灌出口底部分,不要形成马蹄形或太薄,以防模型折断和变形。

石膏模型材料经 30 min 可初步凝固变硬。从印模内小心分离出模型,取下托盘和印模。修整模型,按正确殆关系对位上下颌模型,然后画出标记线。

3 上殆架

3.1 确定颌位关系

确定正确的颌位关系,是制作可摘局部义齿的重要步骤。要在模型上制作出符合上下颌咬合关系的义齿,必须在模型上准确地反映出上下颌牙之间的殆位关系。

牙列缺损后,因缺牙的数量和缺牙的部位不同,殆位关系的确定方法亦不相同。确定颌位关系的方法如下。

(1)在模型上直接利用余留牙确定上下颌牙的殆位关系 当缺牙较少,口腔内余留牙尚可保持正常的咬合关系时,只需将上下颌模型根据余留牙的殆面形态相互咬合,便可确定上下颌牙的正确位置关系,并用有色笔在模型上牙的颊面垂直画出上下颌的对位线,以此作为义齿在制作过程中需要确定颌位记录时的对位标志线。

(2)利用蜡殆记录确定上下颌牙的殆位关系 常用于缺牙数目较多的患者。通过口内余留的后牙,虽然可保持上下颌间的垂直位置关系,但在模型上较难准确地确定整个牙列的殆位关系时,可采取蜡殆记录来确定。

方法是:将红蜡片烤软,折叠成两层、宽约 10 mm 的蜡条,然后置于患者上下颌余留牙的殆面上,并嘱其做正中殆位咬合。待蜡冷却硬固后,从口内取出即为确定殆关系的蜡殆记录。对蜡殆记录上多余的蜡稍加修整后,根据咬合印迹将此记录放置于模型的相应位置上,对好上下颌模型,校对无误后,即可获得正确的颌位关系。

(3)利用蜡殆堤记录确定上下颌牙的殆位关系 适用于缺牙多、余留牙较少,且余留牙与对颌牙又不能建立正常咬合关系的患者。如一侧或两侧多数后牙游离缺失或上下颌牙交叉缺失的患者,虽然有时垂直距离尚可保持,但在模型上不能确定上下颌的咬合关系,可利用蜡殆堤记录确定上下颌牙的殆关系。

先在模型上的缺牙区制作暂时基托和蜡殆堤(即殆托),再放入患者口内,趁蜡殆堤尚软时嘱其做正中咬合,并反复校对殆位关系的准确性。取出殆堤记录在冷水中冲洗、冷却,待其硬固后置于模型上,按照在殆堤上形成的咬合印迹,对准上下颌模型,即得到正确的殆位记录。

当上下颌无对颌牙咬合接触时,如上颌牙列缺失和下颌牙列缺损,或后牙缺失,致使垂直距离过低、正常的垂直高度得不到维持,无法确定殆位关系的病例,应先恢复、确定垂直距离,然后再利用蜡殆堤记录确定上下颌牙的正中殆关系。

3.2 上殆架

殆架又称咬合器、咬合架,是在口外用来模拟显示口腔牙殆关系的一种仪器。它不但可以保持上下颌骨的位置关系、模拟与患者口腔功能类似的下颌运动,而且还可借以排列人工牙,并常作为检查口腔咬合情况的一种工具。上殆架就是将上下颌模型及蜡𬌗记录一起准确地转移并固定于𬌗架上,以便根据𬌗架上的𬌗位关系在模型上制作修复体。所以,𬌗架在口腔修复工作中,对于检查修复设计和临床操作等,均具有重要的意义。

　　𬌗架的种类较多,大体可分为简单𬌗架和可调式𬌗架(多用于全口义齿的制作)两大类,而简单𬌗架又可分为全口𬌗架和部分𬌗架。可摘局部义齿的制作一般多采用简单𬌗架。

3.2.1　简单𬌗架的结构

　　简单𬌗架的结构简单,由上颌体、下颌体、固定上颌体的调节螺丝、连接上下颌体的穿钉螺丝及调节上下颌体间距的升降螺丝等构成(图1-63)。简单𬌗架可以保持上下颌模型的位置关系及上下牙列的咬合接触,也可借助上下颌体间的穿钉作为活动关节模拟人的开闭口运动,完成正中𬌗位时的咬合接触,而不能模拟前伸𬌗和侧方𬌗的运动。前伸𬌗和侧方𬌗的咬合关系均须在患者口内进行检查。

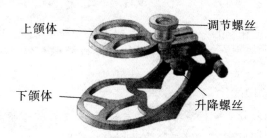

图1-63　简单𬌗架

3.2.2　上𬌗架的方法

　　(1)将在患者口内获取的蜡𬌗记录准确地戴入上下颌模型上,检查上下颌模型的对位是否与患者的𬌗位关系一致。

　　(2)应用石膏切刀或在石膏打磨机上将上下颌模型的底座及周边部分修整至合适的厚度和宽度,然后将模型用水浸透。

　　(3)旋紧𬌗架上固定上颌体的螺丝,使上下颌体只能自由地做开闭运动,而不能有左右移动的现象。根据上下颌模型的咬合高度调节升降上颌体的螺丝,调整好上下颌体之间的距离,使之有足够的垂直空间以容纳模型,并能固定上下颌体的间距和位置,使其在制作义齿过程中始终保持位置、间距不变。

　　(4)将上颌体打开,调和稠度合适的石膏堆放在下颌体上,根据颌位记录使上下颌模型准确对位,模型的中线应对准𬌗架的中线,用石膏将模型固定于𬌗架的下颌体上。

　　(5)在上颌模型上放置调和好的石膏,闭合上颌体,使上颌体务必与𬌗架的升降螺丝接触,再用石膏将上颌模型固定于上颌体上,并保持𬌗位关系不会改变,直至上下的固定石膏凝固。

　　(6)当设计为整体铸造支架式可摘局部义齿时,应保留蜡𬌗记录,待支架整铸完成后,再进行上𬌗架等步骤。

任务指导:①制取印模:教师示教后学生按照制取印模的要求操作。②灌注模型:教师示教后学生按照灌注模型的要求操作。③上殆架:教师指导学生操作。

(四)任务4的完成

任务:模型设计。

子任务:①画出各基牙的观测线;②选择卡环的类型及粗细,确定卡环臂进入倒凹的深度;③在模型上用有色笔画出固位体的位置和形态、卡环臂的走向、殆支托的位置和大小等;④画出大连接体、小连接体、网状支架的位置,并确定组织倒凹,以便以后缓冲;⑤最后画出基托的边缘线,完成模型设计。

▶▶**相关理论知识** 1-4

模型设计

模型的设计通常是在制作可摘局部义齿的支架和蜡型之前,先对工作模型上的基牙、余留牙的倾斜程度和倒凹大小以及相邻组织的形态等进行全面的观测分析,再确定可摘局部义齿的最终设计。

1　使用模型观测仪的目的

模型观测仪是用来分析和检查各基牙、余留牙、缺牙区牙槽嵴及口腔黏膜组织的情况,判断各部位倒凹的大小,确定义齿共同就位道的一种仪器。

使用模型观测仪的目的是:

(1)画出各基牙的观测线,确定可摘局部义齿的共同就位道。

(2)根据观测线的种类设计卡环的类型和分布位置。

(3)确定模型上不利的倒凹和基托的伸展范围。

(4)便于完成后的义齿既能顺利戴入和摘出,又不会损伤口腔组织。

2　模型观测仪的结构

模型观测仪是一种用于确定义齿共同就位道的仪器,可画出各基牙的观测线,从而显示出基牙等组织的倒凹区和非倒凹区,并依此设计卡环的类型及卡环各部分安放的位置。模型观测仪由分析杆、观测台和支架三部分组成。分析杆通过水平臂与立柱连接,可垂直升降,且能做水平方向的转动,其末端插入带有直边的铅芯,用以测量模型上基牙、余留牙的轴面及牙槽嵴组织的倒凹。观测台可用来安放和固定模型,并能旋转做不同方向和角度的倾斜。

3　牙冠外形高点线及观测线

为了求得义齿的共同就位道,常用模型观测仪来测定各基牙的外形高点线。方法是:将模型固定在观测仪的观测台上,根据义齿的设计需要,将模型向前、后、颊侧或舌侧倾斜,以调整各基牙的倒凹大小;然后将分析杆上带有直边的铅芯与基牙牙冠轴面轻轻接触,同时转动分析杆,即可在各基牙的轴面上画出外形高点线。

3.1　牙冠外形高点线

每个牙冠的轴面(近中、远中、颊面、舌面)都有其最突出的点。当模型上的基牙长轴与水平面呈垂直关系时,用分析杆围绕牙冠转动一周,牙轴面与分析杆接触点的连线称为牙冠外形高点线(图1-64)。此时的牙冠外形高点线与观测线重叠一致。

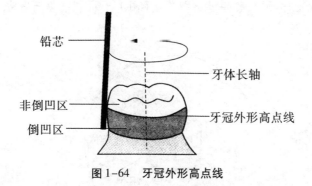

图1-64 牙冠外形高点线

牙冠的外形高点线将牙冠分为倒凹区和非倒凹区两部分:牙冠的外形高点线至牙颈部的区域称为倒凹区,牙冠的外形高点线至𬌗面的区域称为非倒凹区。

卡环的坚硬部分,如卡环体、𬌗支托等应位于非倒凹区,以免影响义齿的取戴。卡环的弹性部分,如卡环臂应位于倒凹区,起主要固位作用。

3.2 观测线

当模型在观测台上根据设计要求向某方向倾斜,即基牙的牙冠长轴与水平面不再垂直,而是呈一定的角度时,转动分析杆围绕牙冠轴面一周,此时在牙冠轴面绘出的外形高点线称为观测线(图1-65)。观测线也称为导线,即引导义齿在共同就位道上顺利就位的线。

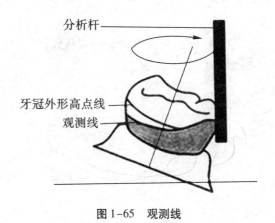

图1-65 观测线

观测线并非牙冠的解剖外形高点线,而是随着观测方向的改变而获得的外形高点线。观测线至牙颈部及至𬌗面的区域,亦分别为牙冠的倒凹区或非倒凹区。在设计或制作义齿时也应严格按照要求进行操作。

3.3 观测线的种类

如果改变就位道的方向或模型的倾斜方向和角度,会得到不同类型的观测线。观测线有三种基本类型。

3.4　观测线的类型与卡环臂的关系

　　观测线是设计卡环的重要依据。选择适当的卡环类型,可以合理地利用倒凹区,使其更好地发挥固位、稳定及支持作用(图1-66)。根据三种基本类型的观测线可以选择相应的卡环类型。

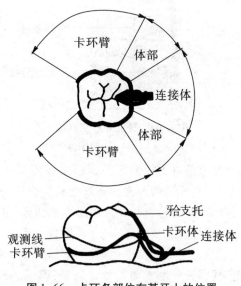

图 1-66　卡环各部位在基牙上的位置

　　使用观测仪对模型进行观测并画出观测线后,不仅确定了固位体卡环的不同类型的设计,而且确定了可摘局部义齿就位道的设计。

　　任务指导:①学会正确使用观测仪,要画出精准的观测线;②各种走向线要清晰准确,设计合理;③不能磨损、损坏模型。

(五)任务5的完成

　　任务:制作支架。
　　子任务:①粭支托的弯制;②卡环的弯制。

▶▶**相关理论知识** 1-5

弯制支架技术

　　可摘局部义齿的支架包括直接固位体、间接固位体、连接杆、加强丝、网状支架等。支架的制作有弯制、铸造及弯制和铸造联合使用的方法。这里主要介绍弯制法制作支架。

　　弯制法制作支架是指按照支架的设计要求,利用手工器械对成品不锈钢丝和金属杆进行冷加工,形成义齿的各个部件,如粭支托、卡环和连接杆等。弯制支架具有制作工艺简单、卡环臂弹性好、易于调改和修理、所需设备器械简单、价格低廉等优点,缺点是固位、连接方式单一,有时难以满足设计要求,义齿强度低、体积大,患者异物感强等。

1 材料和器械的前期准备

1.1 各型不锈钢丝和连接杆

(1)不锈钢丝   目前制作卡环的不锈钢丝大多为18-8铬镍不锈钢锻制品。它的生物安全性好,对口腔组织无不良刺激,另外还具有机械性能好、坚硬而富有弹性、抗腐蚀性能良好等特点。

(2)连接杆   有成品不锈钢腭杆、舌杆两种。成品腭杆断面呈扁圆形,宽3.5~4.0 mm,厚约1.5 mm。成品舌杆断面呈半梨形,宽2.5~3.0 mm,厚1.5~2.0 mm。

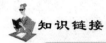 **知识链接**

可摘局部义齿的支架

可摘局部义齿的支架,即可摘义齿的固位体、连接体部分,一般有弯制支架和铸造支架两种。弯制支架是用成品不锈钢丝按照设计弯制而成。钢丝通常用18-8铬镍不锈钢制成,属于煅制合金,在弯制支架时不能使钢丝反复弯折,否则义齿在使用时钢丝易折断。弯制支架制作方便,但需要掌握支架的弯制技术。铸造支架是用铸造的方法采用各种铸造合金制作支架,其支架坚固耐用、美观,但工艺较复杂,且较昂贵。其制作方法将在项目三中介绍。

1.2 各型技工钳

专业技工钳有很多种,在此仅介绍常用的几种(图1-67)。

(1)三德钳   也称三用钳,是最常用、一钳多能的口腔修复技工钳。不仅用于弯制各种卡环,还可切断钢丝,腹部的圆孔可用于2.0 mm直径以下钢丝的转弯。

(2)弯丝钳   又名尖嘴钳,有两个短喙,一方一圆,末端渐细,主要用于弯制卡环、加强丝等。使用灵活,对金属丝损伤小。

(3)大弯钳   又名日月钳,两喙长,一个为圆柱形,另一个截面为新月形,主要用于弯制卡环、𬌗支托等。不如弯丝钳灵活。

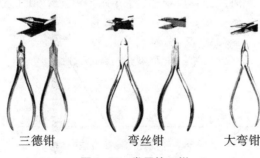

三德钳   弯丝钳   大弯钳

图1-67 常用技工钳

(4)杆钳   又名大三头钳,有三个喙,柄和喙均粗壮。用于弯制腭杆、舌杆等。

2 弯制方法及注意事项

2.1 弯制支架的基本原则

（1）弯制卡环时，不能使用暴力，应缓慢用力。卡环的各转角处应圆钝，不能形成锐角。金属丝最好一次弯制完成，勿反复弯折钢丝的同一部位，以免钢丝受损或折断。

（2）尽量减少钳夹的痕迹。

（3）卡环臂应呈弧形与模型贴合，弹性部分应位于基牙倒凹区，坚硬部分及卡环体应位于基牙非倒凹区，以免影响义齿的固位和稳定。

（4）卡环应与模型轻轻接触，弯制时不能损坏、磨损模型，以免影响义齿就位。

（5）卡环臂尖端应打磨圆钝，防止义齿摘戴时损伤软组织；卡环臂尖端不能抵靠邻牙，以免影响就位。

（6）完成后的卡环各部分不能影响咬合。

（7）卡环连接体的水平部分应离开模型上的牙槽嵴顶，以便能被塑料完全包埋而更加坚固。

（8）卡环、𬌗支托和小连接体应焊接在一起，并完全包埋在塑料中，这样可以加固义齿并避免支架移位。

（9）完成后的缺隙内支架部分应尽量为成品人工牙的排列留下空间。

2.2 弯制支架的方法

2.2.1 𬌗支托的弯制

𬌗支托一般选用成品𬌗支托扁钢丝弯制或用 1.2 mm（18 号）不锈钢丝压扁或锤扁而成。

2.2.1.1 弯制要求

（1）支托位于基牙𬌗面的部分应与支托凹完全密合。

（2）连接体的垂直段应逐渐离开基牙的邻面，越接近龈端，离开的程度越大，以免进入基牙倒凹区。

（3）连接体的水平段应距离牙槽嵴顶 0.5～1.0 mm。

2.2.1.2 弯制方法

𬌗支托的弯制方法有两种。

（1）方法一 先弯制𬌗支托的连接体部分，再弯制𬌗面部分。步骤如下。

1）目测缺牙间隙的大小，在模型上不断比试，将扁钢丝弯曲成与缺隙相适应的弧形，取稍短于缺牙间隙的一段钢丝，两端向上弯曲约60°（图1-68），形成𬌗支托连接体的水平段，并使之离开模型 0.5～1.0 mm。

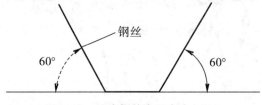

图1-68 𬌗支托的弯制方法一(1)

2）将钢丝在模型上比试后进行调整，使垂直部分与两侧基牙𬌗支托凹边缘处轻轻接触（图1-69），形成𬌗支托连接体的垂直段。

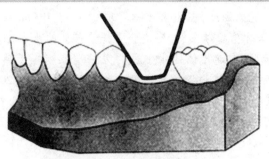

图 1-69 殆支托的弯制方法一(2)

3)用铅笔在钢丝上与支托凹平齐处做标记,钳子要夹记号稍下方处,使钢丝向下弯曲,形成殆支托(图 1-70)。再次放在模型上比试,调整,使殆支托与支托凹贴合,最后切断钢丝的多余部分。

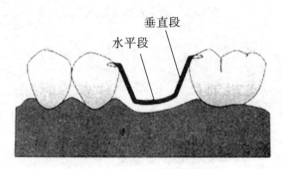

图 1-70 殆支托的弯制方法一(3)

4)对殆支托末端进行打磨调整,使之与支托凹进一步贴合。

5)滴蜡固定殆支托于模型上。滴蜡位置应在连接体的垂直段(图 1-71),不能影响咬合及焊接。

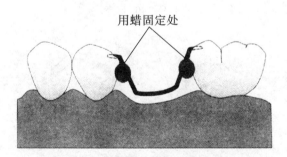

图 1-71 殆支托的弯制方法一(4)

(2)方法二 从一端基牙的殆面顺序弯制到另一端基牙殆面。步骤如下。

1)用技工钳夹住扁钢丝的一端,所夹长度约与殆支托凹长度相等,然后将扁钢丝向下弯曲成钝角,这样就避免了殆支托连接体的垂直段进入基牙邻面的倒凹区而影响义齿就位,还可以被塑料充分包埋。

2）根据基牙牙冠的高度，在距离牙槽嵴顶 0.5～1.0 mm 处，将钢丝呈水平方向弯向另一端，且与牙槽嵴顶平行，形成𬌗支托连接体的水平段。

3）根据缺隙长度，在连接体的水平段的另一端取稍短于缺隙长度处做记号，用钳夹住记号稍后部分，将扁钢丝向上弯曲，与水平段约呈 120°夹角。然后在模型上比试，调整，使钢丝与另一端基牙𬌗支托凹边缘轻轻接触，在接触点处做记号（图 1-72），钳夹记号稍后处，将钢丝向下弯曲进入𬌗支托凹内。

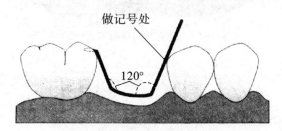

做记号处

120°

图 1-72 𬌗支托的弯制方法二

4）根据𬌗支托凹的长度切断扁钢丝，使其与𬌗支托凹进一步贴合。

5）滴蜡固定𬌗支托。

2.2.1.3 注意事项

（1）𬌗支托连接体的水平段距离牙槽嵴顶不宜太远，0.5～1.0 mm 即可，以免影响排牙。

（2）𬌗支托与支托凹要完全密合，以免受力不均、影响咬合或食物嵌塞。

2.2.2 各型卡环颊、舌侧臂的弯制

2.2.2.1 弯制要求

（1）卡环臂应与基牙密合，且与设计线一致。

（2）I 型卡环在基牙上的位置：将其划分为近体段、弧形中段和臂尖段。其中近体段和臂尖段在观测线下 0.5～1.0 mm，弧形中段在观测线下 1.0～2.0 mm（图 1-73）。卡环臂尖端离开龈缘至少 1.0 mm，以免刺激牙龈。

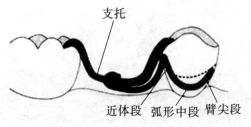

支托

近体段 弧形中段 臂尖段

图 1-73 卡环在基牙上的位置

（3）舌侧臂多为对抗臂，起对抗作用，防止基牙移位。其在基牙上的位置，应与观测线平齐。

（4）为了更好地起到稳定和固位作用，间隙卡环的臂可以较低，甚至可靠近龈缘，但不能压迫牙龈。

（5）由于缺少弹性，卡环体部应位于基牙观测线以上，不能进入倒凹区，也不能高于咬合面而影响咀嚼。卡环臂应沿基牙邻面向𬌗支托处靠拢，形成卡环体，以起到更好的稳定作用。

（6）卡环转弯的点一定要标记准确。钳子夹持的位置应在记号以下0.5 mm，这样转弯恰好在记号处。

2.2.2.2 弯制方法

主要介绍各型卡环的弯制方法。

（1）Ⅰ型卡环 适用于Ⅰ型观测线的基牙。此类卡环固位、稳定、支持作用均好。

1）弯制卡环臂 首先目测基牙牙冠弧形的大小，左手握持钢丝，右手握弯丝钳夹紧钢丝的末端，两手同时向外旋转用力。注意用力轻柔，使钢丝弯曲成弧形。放到模型上比试，调整，使钢丝的弧形与卡环设计线一致，并与基牙贴合。

2）弯制卡环体和连接体的下降段 卡环臂弯制完成后，放到模型上比试，在转弯处做标记（图1-74），转弯后形成卡环体和连接体。卡环体的位置要求如前所述，右手握钳夹紧卡环臂靠近标记处。如果卡环臂弧度较小，就用钳夹住卡环臂弧面。用左手拇指固定卡环臂并抵住钳喙，中指和无名指夹住钢丝，中指和示指用力将其向外、向下（龈方）弯曲120°，并将其向缺隙中部方向拉少许，避免连接体下降段进入基牙邻面的倒凹区。

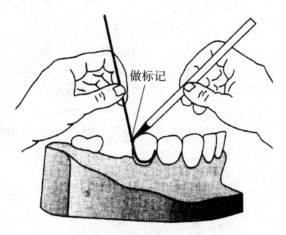

做标记

图1-74 卡环体的弯制

3）弯制连接体的水平段及上升段 连接体的下降段弯制好后，根据缺隙区高度，在适当位置将钢丝向上弯曲，形成连接体的水平段。水平段向缺隙中部延长少许，然后向对侧转90°弯搭在𬌗支托上，再将钢丝向下转90°后剪断钢丝。同上述方法再弯制其余三个卡环，并使四个卡环连接体如同第一个卡环的方式交错搭在𬌗支托上即可。

另外还有其他几种弯制方法，如图1-75所示。

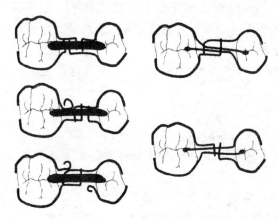

图1-75　连接体的其他弯制方法

（2）Ⅱ型卡环　适用于Ⅱ型观测线的基牙。此类卡环固位作用较好，但稳定、支持作用较差。该型卡环铸造法制作效果较好，临床较少弯制使用。

（3）Ⅲ型卡环　适用于Ⅲ型观测线的基牙。此类卡环固位作用较好，但稳定作用较差。弯制方法同Ⅰ型卡环。

2.2.3　间隙卡环的弯制

间隙卡又称隙卡，是临床上常用的单臂卡环。除固位作用外，还具有支持作用。

2.2.3.1　弯制方法

（1）弯制卡环臂　将钢丝弯制成与基牙牙冠颊面一致的弧形，方法与Ⅰ型卡环相同。然后放在模型上比试，在卡环的近体处做标记，并稍做弯曲，使卡环臂贴靠颊外展隙。

（2）弯制卡环体　卡环臂形成后放回模型上比试，在颊外展隙与𬌗外展隙的交界处做记号，用钳夹紧记号稍下方，调整钢丝使其与𬌗面隙卡沟的方向一致。然后，把钢丝压向𬌗方，并使其与隙卡沟贴合。

（3）弯制连接体　在卡环体靠近基牙舌边缘嵴处做记号，钳子夹在记号稍下方处，使钢丝通过隙卡沟后沿舌外展隙下降，再根据转弯处到舌侧龈乳头的距离，将钢丝向上翘起，再放回模型上比试。接下来调整钢丝的走向，沿连接体的设计线逐渐延伸，并使其与模型组织面的形态大体一致，且保持约0.5 mm的距离。

2.2.3.2　注意事项

为了使隙卡的连接体埋在基托中部能起到加固基托强度的作用，要注意以下几点。

（1）隙卡的卡环体一定要与隙卡沟密合，以免影响咬合，并起到一定的支持作用。

（2）连接体不能进入基牙舌侧和牙槽嵴的倒凹区内，以免影响义齿的取戴。

（3）隙卡多用于前磨牙，可将卡环臂靠近颊侧牙龈，既有利于美观，又可减少对颊黏膜的摩擦。

（4）在弯制过程中哪一步弯制不当，就修改哪一步，不能反复修改。切勿修改已弯制合适的部分。

（5）连接体转弯处要为钝角，走向尽量与基托的易折线垂直。

（6）连接体的钢丝应埋于塑料基托宽度和厚度的中间，组织面和磨光面均不能有钢丝外露。

2.2.4　圈形卡环的弯制

圈形卡环主要用于下颌近中舌侧倾斜或上颌近中颊侧倾斜的远中孤立磨牙。卡环的游离端位于下颌基牙舌侧或上颌基牙颊侧的倒凹区内的部分起固位作用，而位于下颌基牙颊侧及远中或上颌基牙舌侧及远中的部分起对抗臂和保护基牙的作用，应位于基牙的非倒凹区。由于圈形卡环的臂较长，要选用较粗的钢丝（直径为 1.0 mm 或 0.9 mm）弯制。

2.2.4.1　弯制方法

从游离端开始，先弯制颊侧臂或舌侧臂，然后绕过远中邻面，弯制舌侧臂或颊侧臂，最后弯制卡环体和连接体部分（图 1-76）。

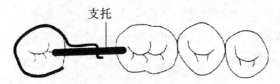

支托

图 1-76　圈形卡环的弯制

2.2.4.2　注意事项

（1）塑料基托也可延伸到非倒凹区将此部分钢丝包埋住，以利于保护基牙。

（2）圈形卡环在模型上比试的次数较多，应注意保护模型基牙。

2.2.5　连接杆的弯制

随着铸造技术的开展和提高，铸造支架逐渐代替了弯制连接杆，但在没有铸造设备的条件下，弯制连接杆仍是一种经济实用的义齿修复形式。

2.2.5.1　弯制方法

（1）腭杆的弯制　一般多见于弯制后腭杆。

用两把弯杆钳夹住成品腭杆两端的适当部位，两手同时用力向外旋转，做纵向弯曲，使杆的中部略向后，两端向前，形成位于第一、二磨牙之间的弧形（图 1-77）。然后再做横向弯曲，从中间开始，逐渐弯向两侧，并使其与黏膜形态基本一致。如为游离端义齿，由于义齿咀嚼时会下沉，故连接杆应离开黏膜少许，以免对黏膜造成压痛。杆进入基托的部分应离开模型 0.5~1.0 mm，边缘磨薄。两端应与卡环、𬌗支托的连接体适当接触，以便于焊接固定。

（2）舌杆的弯制　弯制方法与腭杆基本相同，但要注意舌杆放置的位置：在垂直形牙槽嵴，舌杆与模型可轻轻接触；在倒凹形牙槽嵴，舌杆位于倒凹之上；在斜坡形牙槽嵴，义齿为牙支持式者，舌杆与模型轻轻接触，义齿为混合支持式者，为避免压痛，舌杆应离开模型少许。舌杆两端的处理与腭杆相同。

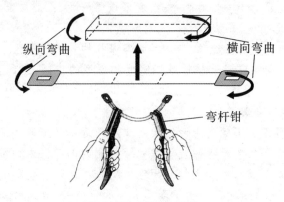

图 1-77　腭杆的弯制

2.2.5.2　注意事项

(1)连接杆与黏膜的接触关系,因义齿的支持形式不同而有差异。牙支持式义齿,连接杆可与黏膜轻轻接触;混合支持式义齿,杆与黏膜尖应有 0.5~1.0 mm的距离,以免义齿受力下沉时压迫黏膜。

(2)弯制过程中,杆与模型要轻轻接触比试,以免磨损模型。

(3)连接杆不能进入口腔软、硬组织倒凹区,以免影响义齿的就位。

2.3　弯制支架的连接

支架弯制完成后,须将所有支架连接成一整体,以免去蜡、填塞塑料时移位。连接方法有以下两种。

(1)锡焊法　在支架连接体需焊接处滴焊媒(正磷酸)少许,用 20~30 W 电烙铁将低熔焊锡熔化,薄薄涂布于支架连接处。注意,焊锡不能太多,焊点不能太大,以免影响人工牙的排列和塑料基托的强度。

(2)自凝塑料连接法　调少许自凝塑料,置于支架连接处,将其固定。

任务指导:在教师演示指导下,学生单独操作,反复练习。𬌗支托、卡环在弯制时一定要练到精准,注意钳子夹持部位和用力的技巧。同时,不能磨损模型,钢丝与基牙要密贴,埋入基托的部分应离开模型少许,约 0.5 mm。另外,勿使用暴力,钢丝转弯处要圆缓,不能有明显角度与折痕。在用蜡固定支架时还要注意保持模型的洁净。

(六)任务 6 的完成

任务:人工牙排列与基托蜡型的制作。

子任务:①排列人工牙;②铺蜡;③压制成型;④边缘烫熔封闭;⑤雕刻外形。

▶▶相关理论知识 1-6

排　牙

1　可摘局部义齿的排牙

可摘局部义齿人工牙的合理排列,对义齿的美观和咀嚼功能的发挥具有重要作用。排列人工牙时应根据患者牙缺隙的大小,邻牙和余留牙的形态、颜色,以及面形、肤色、𬌗力大小和对颌牙等情况,选择与之相适应的人工牙。前牙缺失者采用成品塑料牙排牙;后牙缺失者视缺隙大小、𬌗龈高度、咬合关系、𬌗力大小及支架的位置等情况而定,可选用成品牙或雕刻蜡牙或金属塑料混合牙等。

1.1　前牙的排列

1.1.1　前牙排列的要求

(1)前牙排列应达到恢复面容美观、切割食物、发音三大主要功能的要求。

(2)个别前牙缺失,可参照邻牙或同名牙的唇舌向、𬌗龈向的位置以及与对颌牙的关系排牙。注意,要与余留牙协调。

(3)中切牙的近中接触点应与面部中线一致。

(4)前牙应有正常的覆盖和覆𬌗关系。

(5)前牙应尽量排在牙槽嵴顶上,不要过分偏向唇、舌侧,以免形成不利的杠杆作用,或影响发音和切割。

(6)前牙排列应因人而异,尽量体现患者的性别、年龄、肤色、面型甚至性格特征,给人逼真的感觉。

1.1.2　前牙排列的方法

1.1.2.1　个别前牙缺失

将选好的人工前牙在模型上比试,若人工牙略长,则主要磨改人工牙的盖嵴面,必要时可磨改人工牙的切缘。若人工牙略宽,主要磨改人工牙的邻面和舌侧轴面角,尽量保留其唇面形态。若人工牙唇舌向过厚,则主要磨改人工牙的舌面。若人工牙唇面突度不协调,也可磨改其唇面,并调整人工牙的外形。若缺牙区牙槽嵴丰满,由于个别前牙对牙槽嵴压力不大,为了美观可不做唇侧基托,排牙前用小刀将缺隙区唇侧模型的石膏刮去一薄层,这样可使完成后的义齿人工牙颈部与唇侧黏膜紧密贴合而避免有缝隙影响美观。若缺牙区牙槽嵴吸收较多,无法形成良好的龈边缘形态,则应做唇侧基托。最后,将预备好的人工牙用蜡固定在模型的缺牙区,并按上下颌的咬合关系及与邻牙的相邻关系,调整人工牙至合适的位置。

1.1.2.2　多数前牙缺失

用热蜡刀烫软基托蜡,再将选好的人工牙固定在上面,以中线为准,分别对称排列左右中切牙、侧切牙和尖牙,并根据患者情况调整至合适的位置。蜡刀不宜过热,以免将蜡过度熔化而黏附于模型上,使蜡基托不易取下而损坏模型。最后,在患者口内试戴排好的人工牙,如有不合适的地方再加以修改。

1.1.3　前牙异常情况的排牙

(1)缺隙小于原天然牙　若缺隙稍窄,此时可考虑将人工牙减径、扭转、改变倾斜度,选择略小于原天然牙的人工牙。还可在排牙时将人工牙略与邻牙重叠,以弥补间隙的不足。若缺隙过窄,除采取减径、选择较窄的人工牙外,亦可采用减数排牙的方法,即少排一两个牙,但应注意与中线的协调。采用何种方法排牙,还应征求患者的意见。

(2)缺隙大于原天然牙　若缺隙稍大,在排牙时可选择略大于对侧天然牙的人工牙排列,且应将其近远中邻面唇侧的轴面角稍加磨改,切角稍磨圆钝,使其看起来显得略窄,或增加人工牙。若缺隙过大,可采取增数排牙的方法加以解决。通常增加的人工牙都排在缺隙的远中。

(3)反𬌗关系　前牙轻度反𬌗者,可排列成浅覆盖;中度者,可排列成对刃𬌗;严重者,可排列成反𬌗。

(4)上颌前突下颌后缩　若个别上前牙缺失,人工牙前牙的排列应与邻牙和对侧牙协调。若为深覆𬌗关系,则可适当磨除下前牙的切缘或使用金属基托。若上前牙多数或全部缺失,可将上前牙略向腭侧排列,也可加厚人工牙的舌面或腭侧基托,以保证上下前牙的正中咬合与非正中咬合的恢复。

(5)上颌前突严重　可建议患者做牙槽手术后再进行修复。

1.2　后牙的排列

1.2.1　后牙排列的要求

(1)可摘局部义齿后牙排列的主要目的在于,不论排列成品牙还是雕塑牙,人工牙均应与对颌牙有正常的尖窝接触关系,以发挥良好的咀嚼功能。

(2)根据患者口腔条件,适当减小人工后牙的颊舌径和牙尖斜度,以减轻𬌗力与侧向力。

(3)后牙应尽量排列在牙槽嵴顶上,使咬合力垂直传递至牙槽嵴顶,以利于义齿的稳定和减少牙槽嵴的吸收。

(4)由于位于唇颊交界处,所以,除了恢复咀嚼功能外,前磨牙的排列应兼顾到美观的要求。

(5)通常,人工后牙也应排成正常的覆盖关系,不能排成对刃𬌗,以免出现咬颊或咬舌。

(6)上下颌双侧后牙均有缺失时,应按照全口义齿排牙的要求进行排牙。

(7)缺隙过小不便排列人工牙时,可先用蜡雕塑人工牙,最后再通过装盒、填胶、热处理等程序将其制作出来。

1.2.2　后牙排列的方法

若缺隙正常,𬌗龈距离足够或对颌余留牙排列也正常,即不需大量磨改人工牙时可选用成品塑料牙;若后牙缺隙小,𬌗龈距离小或多数后牙缺失,且对颌天然牙伸长或排列不整齐,则可选用雕塑牙。

1.2.2.1　单个后牙缺失

取一小块蜡片烤软后,铺于模型缺隙的颊舌侧,形成基托,也可用滴蜡法形成基托。如用雕塑牙的方法,则根据缺隙的大小,取一段烤软蜡块放入缺隙内,趁蜡软时与对颌模型按正中𬌗关系进行咬合,用热蜡刀在蜡块的颊舌面和近远中将蜡熔化,固定在模型和蜡基托上,根据缺失牙的解剖形态,用雕刻刀雕刻出蜡牙的轴面、𬌗面外形及龈缘线。亦可根据缺隙的大小,选择合适的成品塑料牙,经过适当的磨改,避开𬌗支托和卡环连接体。最后用蜡固定于缺隙内,并用蜡将不足之处填补完整。

若缺牙间隙的𬌗龈距离或近远中径较小,可连同𬌗支托一起先制作金属𬌗面,然后将其连接体部分与卡环的连接体用焊接法固定,再用滴蜡法封闭金属𬌗面之下的牙冠部分,并雕刻出颊舌面和颈缘线的外形。

1.2.2.2　单颌多数后牙缺失

若缺牙间隙正常,对颌天然牙位置也正常,可选用合适型号的成品塑料牙排列后牙。在排牙过程中要适当磨改塑料牙的𬌗面,以获得与对颌牙良好的咬合接触。若对颌天然牙伸长或排列不整齐,则可选用雕塑牙。如前后牙都有缺失,只有很少的余留牙,𬌗关系也不正常,则应在取得正确的𬌗位记录的基础上将模型上𬌗架,在𬌗架上排好牙后,再在患者口内试戴,并进行必要的修改。

1.2.2.3　上下颌多数后牙缺失

同侧上下颌后牙缺失时,可排列成品塑料牙。

1.2.3　后牙异常情况的排牙

(1)缺隙小于原天然牙　可将人工牙减径,选择略小于原天然牙的人工牙或者在排牙时采用减数排牙的方法;还可考虑用解剖形态较小的牙代替较大的牙来排列,如磨牙缺失时用前磨牙代替;也可采用雕刻蜡牙。

(2)缺隙大于原天然牙　可选择略大于原天然牙的人工牙,甚至采取排牙增数的方法来进行排牙;也可用解剖形态较大的牙来代替较小的牙进行排列,如前磨牙缺失用磨牙代替;也可采用雕刻蜡牙的方法。

(3)反𬌗关系　轻度反𬌗,可将上颌后牙稍排向颊侧或下颌后牙稍排向舌侧;中度反𬌗,可适当磨改下后牙颊面,或将上后牙颊面加蜡,以建立一定的覆𬌗、覆盖关系,避免排成对刃𬌗而发生咬颊现象;严重反𬌗,可排列成反𬌗。

可摘局部义齿的支架弯制完成、人工牙排列结束后,即要求进行蜡基托形成、装盒、去蜡、填充树脂、热处理成形、打磨抛光等操作,以完成可摘局部义齿。

2　蜡基托的形成

基托蜡型制作的质量直接关系到可摘局部义齿的修复效果。

2.1　基托蜡型的制作要求

有关基托的要求,如基托的伸展范围、基托的厚度、基托与余留牙的关系可参见前面的相关理论知识。

2.2　基托蜡型的制作方法

临床制作基托蜡型一般有烘、压、烫、雕、吹等几个步骤。

(1)烘烤软化　采用成品基托蜡片在酒精灯上软化时,应使其均匀受热烤软,烤软之后再进行铺制,但不可将其烤熔化,否则基托会厚薄不一。基托范围较小时,如单个磨牙缺失,可采用滴蜡法形成基托。

(2)压制成型　将烤软的蜡条或蜡片放在模型上,将蜡压入缺牙间隙和已标画确定好的基托范围内,使其紧贴于模型上。铺蜡时一般由一侧向另一侧逐步进行按压,使基托蜡型与石膏模型紧密贴合(图1-78)。

(3)边缘烫熔封闭　将蜡基托施压并固定在模型上后,修去蜡基托边缘多余部分,用热蜡刀将基托所有边缘烫熔封闭,使其与模型牢固结合。排牙完成后,用蜡刀雕刻基托的龈外展隙、人工牙根部、基托磨光面的大致外形。

(4)雕刻外形　基托蜡型的雕刻是蜡基托制作过程中较为精细的一步。基托外形、边缘、厚薄等的雕刻操作如下。

1)人工牙根部外形的形成　在基托的唇颊侧相当于人工牙牙根的部位,顺着各个牙的自然生长方向和余留牙牙根的方向,使根部基托微微隆起,然后用雕刀按牙根的外形、突度等雕刻成形,并与基托自然过渡。

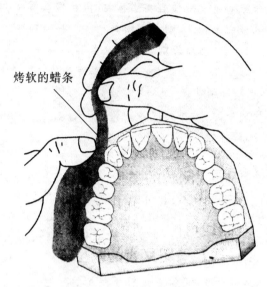

烤软的蜡条

图1-78　压制成型

2)人工牙龈缘线的形成　在人工牙与基托交界的唇颊面应雕刻出与余留牙相连续的龈缘线。先用蜡刀标出龈缘线的大致位置,刮净人工牙面上的残余蜡质,从𬌗龈方向使蜡刀与牙面成15°角,从一侧雕刻到另一侧,再从𬌗龈方向,前牙蜡刀与牙面成60°角,后牙蜡刀与牙面成45°角,逐个雕出。舌侧蜡刀与舌侧牙面成20°角,雕刻出龈缘线。最后,使人工牙的龈缘线与余留牙的龈缘线连续一致,清晰对称。

3)基托边缘和磨光面的修整　完成上述雕刻步骤后,切除多余的蜡,使基托边缘避开唇、颊、舌系带,将基托的边缘修整圆钝。用雕刻刀修整基托的厚薄与形状,雕出基托磨光面的外形,最后将牙面、基托蜡型表面、模型表面多余的蜡彻底清理干净。

(5)吹光表面　基托蜡型成型后,为使基托表面光滑自然,可以用喷灯对其表面做吹光处理,但要掌握火焰的方向、大小和距离。也可用酒精灯火焰对基托表面进行抛光处理,但要求基托蜡型表面熔而不流,否则不但达不到预期的抛光效果,反而会使基托蜡型厚薄不均,表面凹凸不平。

2.3　基托蜡型在制作过程中的注意事项

(1)基托蜡型的磨光面　基托蜡型的磨光面应光滑,与余留牙接触的边缘封闭区基托蜡型厚薄应均匀,并形成必要的外展隙。整个基托的唇颊面要呈波浪形,略呈凹面,这样可以减少异物感,有利于唇、颊、舌的活动,也利于固位和稳定。

(2)基托蜡型的大小　在制作基托蜡型的过程中,基托的大小应根据缺牙的数目和部位、缺隙区牙槽嵴的丰满度、义齿的支持形式、上下牙的咬合关系等具体情况而定。在条件允许的情况下,适当减小基托蜡型的面积,使其尽量小巧,将患者由基托导致的不适感降到最低。但若缺失牙数较多,基牙情况差,牙槽嵴又不丰满,则应首先考虑基托的支持、固位和稳定作用,而不应一味减小基托体面积。

(3)基托的缓冲区　基托的缓冲区一定要适当加厚,其厚度可达 2.0 ~ 2.5 mm。需要缓冲的区域主要有上颌结节颊侧、上颌硬区、下颌隆突、内斜嵴等部位。

(4)基托蜡型的吹光　应用喷灯将基托表面抛光时,要注意火焰的大小、方向和距离。火焰应尖而细,距离人工牙不可太近,以免将其喷焦变色。吹光时,应匀速而有规律地移动喷灯,让蜡型表面达到熔而不流的状态。火焰的方向,在牙间隙处可垂直喷吹,边缘和舌腭侧则可沿水平方向喷吹(图 1-79)。

(5)其他事项　①石膏模型不可浸水,否则蜡型与模型间会产生间隙,装盒时石膏易从缝隙处进入蜡型与模型之间,造成义齿基托变形,与口腔软组织不密合;②在制作基托蜡型过程中切不可使义齿的支架移位,如卡环、𬌗支托及人工牙等的移位。

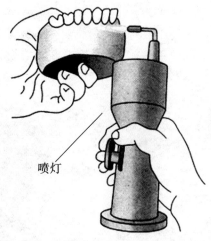

喷灯

图 1-79　吹光

任务指导:①所选择的人工牙的大小、颜色、形态与余留牙协调;②先画好基托伸展的范围,再铺蜡基托;③注意基托的厚度,保持在 2 mm;④雕刻外形时要正确恢复颈缘曲线、牙根凸度、邻间隙、楔状隙的形态,最后将整个基托抛光。

(七)任务 7 的完成

任务:装盒及热处理。
子任务:①装盒;②热处理。

▶▶**相关理论知识** 1-7

装盒及热处理

1　装盒

可摘局部义齿的人工牙排列、基托蜡型制作完成后,需要将蜡型部分替换成可以使用的基托树脂。方法是:先将蜡型包埋固定于型盒内,然后去除蜡型,为树脂留出合适的空间,以填充树脂使之成型。此过程称为装盒与去蜡。装盒的目的是在型盒内形成蜡型的阴模,以便填塞树脂,经热处理后用树脂代替蜡型。

1.1　装盒的要求

(1)模型、支架、人工牙必须包埋牢固,不能移位。

(2)包埋时蜡型应根据需要适当暴露,既要有利于填塞树脂,又要避免形成倒凹进而导致上下型盒难以打开。

（3）装盒过程中不能损伤模型、支架、人工牙和蜡型。

1.2 装盒的方法

（1）整装法 又称正装法（图1-80）。将支架、人工牙的唇面等连同模型一起包埋固定于下层型盒内，只暴露基托蜡型及人工牙的舌（腭）面。待石膏凝固后，在下层型盒表面涂以分离剂（也可用肥皂水），再灌注上层型盒。该法的优点是，人工牙、卡环、支托等一起被包埋固定于下层型盒内而不易移位，咬合关系稳定，且便于在蜡型的阴模腔内填塞树脂。整装法树脂的填塞在下层型盒进行。此法主要适用于前牙缺失且唇侧没有设计基托的可摘局部义齿的装盒。

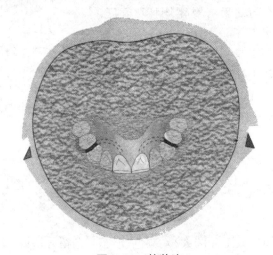

图1-80 整装法

（2）分装法 又称反装法（图1-81）。将模型包埋固定于下层型盒内，而将人造牙、基托及卡环（先将石膏基牙修除，使卡环悬空）全部暴露。装下层型盒时仅将模型用石膏包埋起来，待石膏凝固后涂上分离剂，再灌注上层型盒。上下层型盒打开后，人工牙、卡环、支架等均被翻到上层型盒，在上层型盒填塞树脂。此法的优点是便于涂布分离剂和填塞树脂；缺点是一旦包埋不牢，支架和人工牙易移位。此法主要用于全口义齿的装盒。对于缺牙多、余留牙较少的可摘局部义齿，也可采用此法装盒。

（3）混装法 又称混合法（图1-82）。将支架连同模型一起包埋固定于下层型盒的石膏内，而人工牙（成品牙和蜡牙）及蜡基托应暴露出来。开盒去蜡后，人工牙被上翻并固定在上层型盒内。若人工牙为雕刻蜡牙，则蜡牙的阴模保留在上层型盒内，填塞人工牙树脂和基托树脂应分别在上下层型盒内进行。此法集中了整装法和分装法的优点：支架、人工牙不易移位，人工牙树脂和基托树脂分别在上下层型盒内填塞，树脂成型的人工牙颈缘还可用小刀修整，其与基托分界清楚，有利于可摘局部义齿的美观。混装法是各种可摘局部义齿较常用的装盒方法。

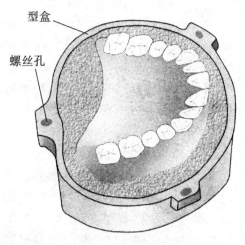

型盒

螺丝孔

图 1-81 分装法

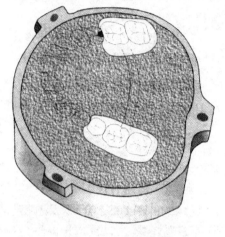

图 1-82 混装法

1.3 装盒的步骤

1.3.1 检查基托蜡型

在装盒前,对义齿蜡型做一次全面的检查,以保证即将装盒的蜡型完整无缺,符合各项要求。

1.3.2 选择型盒

常用的型盒一般有大、中、小三种型号。每种型号的型盒都由上层型盒、下层型盒和型盒盖三部分组成。应根据模型的大小和多少选择大小合适、对合良好、完整无缺的型盒。

1.3.3 修整模型

先将模型浸泡在冷水中约 5 min,使其吸足水分,避免装盒时干燥的模型吸收型盒中石膏的水分,从而使其凝固时间缩短,膨胀加大,导致装盒包埋不严实。另外,石膏的凝固时间缩短,亦不利于装盒的各项操作。然后用雕刻刀等器械修去石膏基牙的牙尖,使覆盖其上的石膏有一定厚度。用石膏修整机或石膏切刀修整模型的厚度和大小,使模型与型盒顶之间至少有 10 mm 的间隙,与型盒边缘有 5 ~ 10 mm 的距离。这样要求是为了保证包埋的强度,以免石膏太薄而折断。若为分装法,则应将石膏基牙全部去除,使卡环悬空。

1.3.4 装下层型盒

装下层型盒是整个装盒过程的重要部分,操作时应注意以下问题。

(1)装盒方法的选择 根据可摘局部义齿的具体情况,选择合适的装盒方法。如前牙唇侧无基托的可摘局部义齿,多选择整装法;缺牙多、余留牙少的可摘局部义齿,则可选择分装法。

(2)蜡型组合的选择 在实际工作中,为了节省时间和材料,通常有计划地将义齿蜡型成批装盒,但应注意各种类型义齿的合理搭配。采用同样装盒方法的如前牙唇侧无基托的可摘局部义齿应尽量装在一起,须填塞人工牙树脂者也尽量装在一起。有时还可采取大小搭配的方法,即将一件体积较大的复杂义齿与两件体积较小的简单义齿装在一个型盒内,既方便装盒,又充分利用了型盒的空间,省工省料。

（3）蜡型倾斜方向的选择　各类义齿蜡型根据不同的装盒方法,有时需要向前、向后或向颊舌方向倾斜,以避开倒凹、暴露基托蜡型和利于前牙的包埋固定。如前牙缺失的义齿,若将前牙包埋固定在下层型盒内,常应将其向前倾斜,便于其被包埋固定在下层型盒内;若须将前牙翻到上层型盒内,则应微向后倾,使前牙抬高一些。

（4）灌注下层型盒　以常用的混装法为例,介绍具体的方法和步骤。①包埋固定:将下层型盒放在平整的台面上,调和石膏注入下层型盒内,当石膏量约占下层型盒的1/2时,将义齿模型按一定的方向和位置压入石膏中,趁石膏尚未凝固、有流动性时,将支架、前牙以及基托包埋起来。卡环臂下方、蜡型基托的远中边缘处,也应包埋完全,以免产生倒凹。人工后牙的𬌗面、人工前牙的舌面,不要被石膏覆盖。②适当暴露蜡型:人工后牙的𬌗面必须全部暴露。人工后牙的颊舌侧及人工前牙的舌（腭）侧基托蜡型也要尽可能暴露,以利于去蜡后填塞树脂。如果基托面积较大或有倒凹,则可将基托包埋一小部分,以便填塞树脂。③清理、抹光石膏表面:趁石膏呈半凝固状态时,将型盒置于缓缓流水下,冲去多余石膏,用手指轻轻抹光石膏表面,使表面光滑,呈圆缓的坡面。要去除黏附在蜡型表面、人工牙外展隙、颈缘、𬌗面及型盒边缘等处多余的石膏,并将其表面修整干净,除去倒凹。

1.3.5　装上层型盒

下层型盒装好后约30 min,待石膏完全凝固,即可开始灌注上层型盒。将下层型盒表面涂好分离剂,对好上下层型盒,调拌稀稠合适的石膏,从上层型盒的一侧边缘徐徐注入型盒内。注入时,应边灌注石膏边振动,以排除石膏内的气泡。

1.3.6　型盒加压

石膏注满后,盖上型盒盖,轻轻加压,使上下层型盒紧密贴合,并清除型盒周边多余的石膏。

1.4　装盒的注意事项

（1）避免形成倒凹　装下层型盒时一定要防止倒凹的形成。如果产生倒凹,上下层型盒将不能打开。即使勉强打开,包埋石膏也会折断,导致包埋不成功。在装下层型盒时,应尽量将包埋石膏表面抹平,形成圆缓的坡形。

（2）避免形成气泡　无论是装上层型盒还是下层型盒,都应避免气泡的产生。

（3）防止支架移位　装盒包埋时务必将模型、支架包埋牢固,防止其移位而导致义齿制作失败。

（4）防止损伤支架及蜡型　修整石膏模型时,应避免模型折断、损伤支架或蜡型。

（5）孤立基牙的处理　①将石膏基牙未被卡环覆盖的部分削平,以免形成倒凹;②包埋孤立基牙的石膏不能堆得过高,其底部要尽量宽大,以防折断;③可先包埋孤立基牙,要求严密、无间隙;④孤立基牙不可靠近型盒边缘,应离开10 mm以上距离;⑤有时也可将孤立基牙完全削去,采用分装法。

2 去蜡

去蜡是通过加热将型盒内模型上的蜡质去除干净,形成义齿阴模腔,为填塞树脂做准备。

2.1 去蜡的步骤

(1)烫盒　装盒完毕约 30 min,待石膏完全凝固后,把型盒放入 80 ℃ 以上的热水中浸泡 5~10 min,使蜡型受热软化。观察到热水表面出现蜡油花,或热水中的型盒上下两半之间有蜡油珠冒出,即达到烫盒的要求。

(2)开盒　小心从热水中取出型盒后,用石膏调刀等器械轻撬上下层型盒,并使之分开,再用雕刻刀去除已软化的蜡。注意不要使支架移位。

(3)冲蜡　用沸水彻底冲净型腔内的余蜡,以免影响涂分离剂和填塞树脂。盛水的容器置高处,热水流出口要小,使冲蜡的沸水具有一定的冲击力。如一次冲蜡的型盒较多,可先用沸水将型盒淋一遍,提高型盒局部温度,使型腔内的蜡熔化后自动浮出水面,然后再用沸水彻底冲净型盒中的余蜡和石膏碎屑。

2.2 去蜡的注意事项

(1)烫盒的时间要把握好。烫盒的时间过长,熔蜡浸入石膏表面,会影响分离剂的涂布;烫盒时间过短,蜡型软化程度不够,分离上下层型盒时易损坏石膏或使支架移位。

(2)在冲蜡的过程中若有松动脱落的人工牙、支架或折断的石膏碎片等,不要丢弃,待蜡冲净后,确保准确放回原来的位置。

3 涂分离剂

型盒内模型上的蜡质去除干净后,接着要在型盒内模型及形成的义齿阴模腔内涂布分离剂。涂分离剂的目的在于:①可使石膏与成型后的基托树脂容易分离,便于基托的磨光;②可防止充填树脂中的单体渗入石膏模型内,造成单体比例失调。临床常用藻酸盐分离剂涂布。烫盒去蜡后,将需要填塞树脂的型盒晾干,即可用软毛笔蘸上藻酸盐分离剂,按一定顺序涂布到装盒的石膏、模型表面以及义齿阴模腔内。上下层型盒都要求涂布。

每次不能蘸取太多的分离剂,涂布时要循一个方向、一个顺序进行,要全面、均匀。涂一遍后可稍等,让其干固,同法再涂一遍。但不能涂布太厚,不能来回涂刷。不能涂到人工牙、金属支架等上面,一旦涂上去了,要用棉球及时擦拭干净,或用棉签蘸上单体擦拭人工牙、金属支架等与基托树脂结合的部分。

4 填塞树脂

填塞树脂是将调和好的树脂填塞到去蜡后的基托和人工牙阴模腔内的过程,主要步骤如下。

4.1 前期准备

4.1.1 准备器材

填塞前须准备的器材有玻璃纸、牙托粉(或造牙粉)、牙托水(单体)、毛巾、雕刻刀、小剪刀、小瓷杯等。要保持清洁整齐的工作环境,以防杂质掺进树脂。

4.1.2 调和树脂

(1)准备树脂粉　根据义齿基托的大小量取适量的牙托粉(或造牙粉),置于不同的小瓷调杯内备用。

（2）加入单体　确定好牙托粉（或造牙粉）的用量后，可沿杯的边缘缓缓滴入单体，直至所有的粉末刚好被湿润［粉与液的重量比为(2.0~2.5)∶1］。粉与单体的比例要适当，以防树脂加热聚合后，导致义齿变形或出现气泡。单体加入后，随即搅拌均匀，以免颜色深浅不一。调拌后应将调杯加盖，以防单体挥发，造成单体比例不当。

（3）选择填塞树脂时期　粉液一经混合即产生一系列化学反应。此反应过程一般需经过六个时期，即湿砂期、稀糊期、黏丝期、面团期、橡胶期、硬化期。面团期是最适宜填塞的时期。此期的最大特点是呈可塑面团状，可随意塑成任何形状且黏着感消失，故又称填塞期。在室温20℃时，按常规粉液比例调拌，到达面团期约需20 min，面团期可持续5 min左右。室温的高低可影响面团期的形成和持续时间。

4.2　填塞型盒

（1）准备　填塞前将双手洗净，以免污染树脂。从调料杯内取出树脂，适当揉捏，使材料颜色均匀一致。

（2）填塞　树脂进入填塞期后，先填塞牙冠部分，后填塞基托部分。牙冠树脂的填塞通常在上层型盒内进行，而基托树脂一般在下层型盒内进行。取大小合适的树脂填入牙冠阴模腔内，从四周向中间轻压，同时准确修剪牙颈缘线，使清晰完整，以使红白树脂界线分明。再将基托树脂揉成合适的形状，加压填入基托阴模腔内。填塞量一般较实际需要的量略多一些。注意，填塞时不应在石膏的薄弱边缘处用力，更不可使支架移位或损坏阴模腔。

（3）加压成型　填塞完毕后，在上下层型盒间隔上一层湿的玻璃纸，盖好型盒，放在压榨器上第一次加压，使树脂在压力下充满基托（或牙冠）阴模腔的每一部位。然后打开型盒，去除玻璃纸后检查基托（或牙冠）是否填塞完全，支架、人工牙是否移位。用雕刻刀修去溢出的多余树脂，或在不足的部位添加适量的树脂，再铺置湿玻璃纸进行第二次加压。加压完成后打开型盒，去除玻璃纸再检查。确认树脂填塞足够后，用雕刻刀修去型盒边缘多余的树脂、石膏碎屑，最后将上下层型盒对位夹紧后进行热处理。

5　热处理

热处理的目的是使树脂在一定的温度和压力下逐渐完成聚合，将树脂变成坚硬的固体，使义齿成型。临床常用的树脂聚合措施有水加热固化处理、恒温箱固化处理、微波热固化处理等，在此仅介绍较常用的水加热固化处理法。

水加热固化处理法，是将固定好的型盒置于盛有冷水或50℃温水的锅内，水面要淹没型盒，然后缓慢加热。当水温达到65~74℃的时候，恒温0.5~1.0 h，然后加热到沸点，维持30 min，待其自然冷却后开盒。

热处理时应注意，升温不宜过快，否则会在基托内形成气泡，影响义齿的质量。热处理完成后应撤离热源，让型盒继续浸泡在热水中，自然冷却后再开盒。不能骤然冷却，也不能在型盒冷却前开盒，否则温度变化大，义齿易变形。

6　开盒

型盒经热处理后,要待其完全自然冷却再开盒,不能开盒过早,否则义齿常会变形。开盒方法是:先去除螺丝钉或夹紧装置,取下型盒盖,用小刀插在上下层型盒之间轻轻撬动,分开上下层型盒。用小木槌轻轻敲击型盒底板和型盒周围,将石膏脱出,再用石膏剪剪去石膏,将义齿从石膏中完全分离出来。

开盒时应充分了解义齿在石膏中的位置和方向,细心操作,以防损伤义齿。剪切时应注意剪切的方向,一般不能沿义齿的舌侧或腭侧中线剪,而应从颊侧垂直于牙槽嵴方向剪,以防义齿基托折断。

7　基托树脂成型时常见问题及分析

(1)树脂内气泡　常由以下原因造成。①树脂填塞过早或填塞不足:可使整个基托内产生散在性的小气泡。②热处理升温过快:易在基托舌(腭)侧较厚处产生较大的球形气泡。③单体过多或单体过少:单体过多,可导致树脂聚合时体积收缩过大且不均匀,易在基托表面形成大而不规则的气泡;单体过少,因牙托粉(或造牙粉)未完全溶解,可在整个基托内形成均匀分布的微小气泡。④树脂质量差:树脂粉内含有过多含泡聚合体或过多催化剂,也容易产生气泡。

(2)支架移位　主要原因:①包埋所用石膏强度不足,开盒时出现石膏折断,致支架移位且没有将其复位固定;②包埋时未将支架包埋牢固;③装盒时,在下层型盒的石膏表面存在倒凹,开盒时石膏折断;④支架本身焊接不牢;⑤填塞时树脂过硬,堵塞的量过多。

(3)基托颜色不一　指基托颜色斑驳,成为"花"基托。主要原因:①树脂调拌不均匀;②单体挥发太多;③填塞时树脂过硬;④填塞时操作者手或填塞用具没有清洗干净而直接污染;⑤反复多次添加树脂。

(4)咬合增高　①填塞时树脂过硬,填塞的量过多;②装盒时石膏强度不够;③装盒时型盒未压紧。

(5)人工牙与基托结合不牢　主要原因:①填塞人工牙树脂和基托树脂时,二者间隔时间过长,造成单体挥发而影响结合;②填塞树脂时型盒未压紧;③关闭型盒时人工牙与基托结合面未再次涂布单体;④分离用的玻璃纸未去除,或人工牙上的分离剂未擦拭干净。

(6)树脂未凝固　主要原因:①树脂变质;②热处理的方法错误;③热处理时间不够;④自凝和热凝树脂混用。

(7)义齿基托变形　主要原因:①印模或模型不准确;②填塞树脂过迟,压坏模型;③上下型盒对位不准确;④热处理后开盒过早;⑤热处理完成后骤然冷却。

任务指导:①教师指导,学生单独操作,特别注意在装下型盒时要严格遵循操作要求,要严防石膏折断、支架移位及倒凹的形成;②重点强调热处理时把握好升温时间、冲蜡要干净、检查确认无支架移位和人工牙缺失。

(八)任务8的完成

任务:打磨、抛光。

子任务:①打磨;②抛光。

▶▶**相关理论知识** 1-8

打磨、抛光

刚从型盒内取出的可摘局部义齿,基托常带有锐利的薄边、塑料小瘤及黏附残留的石膏等,必须经过细致的打磨、抛光,才能使义齿表面光滑、形态合适。在口腔工艺技术中,打磨和抛光是必不可少的修复体加工程序。义齿的打磨、抛光技术指的是通过机械加工和电解、化学等方法使义齿的表面(金属、塑料等)达到高度光洁的一种技术。

1　打磨和抛光的材料、工具与设备

1.1　打磨和抛光的材料

1.1.1　常用打磨材料

(1)石英砂　除用于制作砂纸和研磨剂外,还可以用不同粒度的砂对修复体表面进行喷砂处理。

(2)碳化硅　俗称金刚砂。微小的粉状颗粒,用于制作砂纸、砂轮、砂片、磨头等研磨切削工具,用来研磨金属和树脂类。

(3)石榴子石　可制成砂纸、磨具,常用于研磨硬质合金。

(4)刚玉　可制成各种标号的水砂纸或磨头,主要用来打磨树脂,还可以做喷砂用。

(5)金刚石　为碳的结晶体,是自然界中硬度最大的物质,可制成各种切削、研磨工具,是切削牙釉质最有效的材料。也可以制成抛光糊剂,用于烤瓷的抛光。

1.1.2　常用抛光材料

(1)氧化锡　将氧化锡与水、乙醇或甘油等调成糊状,又称油灰粉,用于抛光牙体组织、金属或树脂。

(2)氧化铬　呈绿色,俗称抛光绿,是氧化铬与蜡和硬脂酸等混合制成的块状抛光膏,适用于镍铬、钴铬等合金材料的抛光。

(3)氧化铁　俗称红铁粉,一般是将红色的氧化铁细粉末与蜡和硬脂酸混合做成抛光膏,用于抛光贵重金属和铜合金。

(4)氧化锌　粉末与水混合成糊状,用来抛光树脂。

(5)碳酸钙　为白色颗粒状,用沉淀法制备出各种粒度的粉末,常加水、甘油做成抛光膏使用,用于抛光牙体组织和修复体,也是牙膏中常用的磨光剂。

(6)浮石粉　来源于火山岩的一种含硅量高的材料,主要成分为二氧化硅,为颗粒度较低的细磨料,常用于抛光中、软质合金,也可抛光牙体组织、树脂。

(7)石英砂　用特别细(粒度>200目)的石英砂和水或甘油混合成糊状,用于抛光树脂。

1.1.3　电解抛光材料

电解抛光材料通常用于可摘局部义齿铸造支架的电解抛光。根据所抛光合金的不同,电解抛光材料的配方也不同。下面列举两种临床常用的电解液。

(1)不锈钢电解液　硫酸 400 mL,水 300 mL,甘油 400 mL。

电解条件:液温 50 ℃,电流强度 50 mA/cm²。

电解时间:2～10 min。

(2)钴铬合金电解液　己二醇 500 mL,浓硫酸 60 mL,蒸馏水 17 mL。

电解条件:液温 60～70 ℃,电流强度 100～350 mA/cm²。

电解时间:2～5 min。

1.1.4　喷砂材料

以喷砂为目的,产生清洁、粗糙和喷砂抛光三种效果。常用的喷砂材料有以下几种。

(1)金刚砂　用于去除铸件上的包埋材料及金属表面的氧化物。

(2)氧化铝砂　用于烤瓷合金基底支架的常规表面处理、清洁及产生合适的粗糙面。

(3)玻璃珠　为无铅碳酸球状玻璃珠,能产生均匀的亚光效果,获得平滑光洁的表面。

1.2　打磨和抛光的工具

1.2.1　打磨工具

用于打磨修复体的有各类钻针、磨头、磨轮和磨片。

(1)普通钢钻针及磨头(图 1-83)　材料为碳素工具钢,一般加工成裂钻、圆钻和倒锥钻,切削端的切刃按一定方向排列,有利于碎屑排出,避免刃部淤塞,进而提高切削效率。但耐磨性差,主要用作低速车针,切削树脂类义齿和牙体组织。

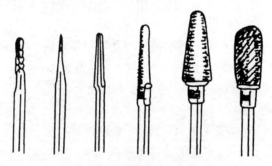

图 1-83　普通钢钻针及磨头

(2)钨钢钻针及磨头(图 1-84、图 1-85)　钨钢钻针的主要材料成分为碳化钨,它是一种硬质合金。钨钢钻针也有裂钻、圆钻和倒锥钻等,可用于切削义齿基托和牙体组织。此外还有各种低速磨头和抛光用的钻针。

(3)金刚砂钻针及磨头　金刚砂的成分为碳化硅,又叫人造金刚石,硬度仅次于天然金刚石。一般用黏结剂制成不同颗粒大小和不同形态的钻针、磨轮、磨片,或做成砂布、砂纸。可用于切削牙体组织、金属及树脂类修复体。研磨时发热过高或用力过大易折裂,横向力过大容易脆裂,使用时应避免施加弯曲力。

(4)金刚石钻针及磨头　金刚石为碳的结晶体,是最硬的口腔用材料。一般采用电镀方法把金刚石粉末颗粒固定在各种形态的金属切削端表面,制成车针、磨片和磨头。金刚石钻针有低速和高速两种,切削效果非常好,适合在冷却水冲刷的条件下切削牙体硬组织、陶瓷等硬而脆的材料,但切削金属和树脂等韧性、塑性较大的材料时易引起表面淤塞,故不宜加工金属、塑料等韧性、塑性较大的材料,且价格也偏高。

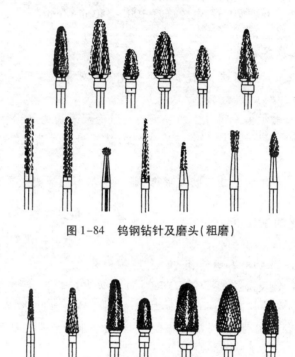

图1-84   钨钢钻针及磨头(粗磨)

图1-85   钨钢钻针及磨头(细磨)

此外,还有用碳化硼、刚玉等制作成的各种磨头。

1.2.2   抛光工具

(1)抛光轮   用布或皮革制成的圆盘,也称布轮或皮轮。常配用石英砂、浮石粉在湿润状态下抛光塑料,也可配合抛光膏抛光金属表面。

(2)毡轮   用毛毡制成的磨轮,也称绒轮。硬度大于抛光轮,有轮状和锥状及其不同规格的制品,可以抛光义齿的各个部位,尤其是利用其圆锥外形,抛光上颌总义齿或复杂局部义齿的内表面。一般配合各类抛光膏使用。

(3)毛刷轮   用猪鬃或马鬃制成(图1-86),有多种规格,常用于人工牙相邻间隙及义齿表面的抛光。可以配合各类抛光材料抛光金属和树脂,也可用专用的小毛刷配合抛光材料抛光牙面。此外,还有金属刷(钢丝、铜丝)也可用于金属抛光。

(4)橡皮轮   把原料混合后在模具内加压而成(图1-87),分粗磨橡皮轮和细磨橡皮轮两种类型。粗磨橡皮轮用于金属、烤瓷牙和复合树脂的抛光,抛光时容易产热。细磨橡皮轮一般配合抛光膏或糊剂使用,用于金属、烤瓷牙和复合树脂的抛光。

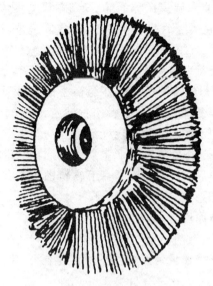

图1-86　毛刷轮

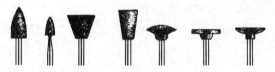

图1-87　橡皮轮

1.3　打磨和抛光的设备

打磨和抛光的设备主要用于义齿修复加工过程中的打磨、抛光和清洗,起到清除残留物,提高表面光洁度,使义齿符合口腔的解剖生理条件及其外观要求的作用。

(1)技工用微型电机　又称微型技工打磨机,供牙科技工制作义齿时打磨、切削、研磨用。有体积小、转速高、切削力强、噪声低、转动平稳、可靠、携带方便等优点。

(2)技工打磨机　用于各种修复体的打磨和抛光。打磨机的旋转速度分为快速和慢速两挡,其变速方法采用变极调速,由旋转式速度转换开关控制。医师或技工使用时可根据需要选择各种功能的附件。

(3)金属切割磨光机　技工室的专用设备之一,主要用于铸件的切割和义齿的打磨、抛光等。

(4)喷砂抛光机　又称喷砂机,用于清除修复体铸件表面残留物。

喷砂抛光机有三种类型:一种是手动型,即用手拿住铸件在喷砂嘴下进行抛光;一种是自动型,即将铸件放入转篮中,转篮一边旋转一边对铸件进行喷砂抛光;还有一种是笔式,主要用于烤瓷修复体的抛光,笔式喷砂机又分为双笔式和四笔式两种。这三种喷砂机的功能和用途基本相同。

（5）电解抛光机　电解抛光又称电解研磨,亦称电化学抛光,是指利用电解化学的腐蚀作用,溶解金属表面的凸起粗糙部分,使其平滑,提高光洁度。电解抛光仅用于金属铸件的抛光,具有提高铸件表面光洁度、抛光效率高等优点。有些电解抛光机还可以对铸件进行电镀处理。

（6）蒸气清洗机　蒸气清洗机是在高温高压的作用下,利用纯干燥气体饱和蒸气自动捕捉和清洗修复体表面,溶解微小的油渍污物颗粒,并将其汽化蒸发,使其表面始终干燥,清洗后的表面不会生锈。

（7）超声波清洗机　利用超声波产生震荡,对口腔修复体表面进行清洗。主要用于烤瓷、烤塑金属冠等几何形状、复杂且高精密度铸造件的清洗。

2　打磨、抛光的原理和意义

2.1　打磨、抛光的基本原理

2.1.1　打磨

打磨是利用各种磨平器械消除铸件不平整的表面,使支架各部分达到要求的厚度和外形的过程。

打磨包括切削和研磨两个步骤。

（1）切削　切削是指用刃状或不规则外形、粒度较粗的各种磨具修整、磨改修复体表面及其外形,以减少修复体的体积,使修复体具有所设计的基本外形为目的的过程。其基本原理为:磨具在电动机械的带动下产生旋转及转动,从而带动切割砂片和其他附件同时旋转,达到切割和打磨的目的,最终使修复体的表面及外形得到改善,体积得以缩小。切削时,一般磨去修复体的量较多,速度较快,修复体表面磨切的痕迹也会较深。

（2）研磨　研磨是指用粒度较细小、外形较精致的磨具对修复体表面不断进行不同方向、不同角度、不同部位的平整,以减少修复体表面的粗糙度为目的的过程。研磨时,磨具转动的速度应比切削时略快,但磨具施加的压力较小。一般磨去修复体的量较少,修复体表面痕迹也浅,修复体表面光滑度较好。

2.1.2　抛光

抛光是在打磨的基础上对修复体表面进行光亮化处理。抛光的方法有以下几种。

（1）机械抛光　机械抛光是利用抛光轮和精细磨料,用机械加工的方法,对铸件进行快速、轻微反复摩擦,利用磨料与铸件之间的摩擦力,使铸件表面温度升高,表面的原子重新排列,填满磨痕,并形成一层薄膜,从而使铸件表面光亮。

（2）电解抛光　电解抛光是通过电解液与金属之间的氧化-还原反应,将金属基托挂在正极上,放入装有电解液的电解槽,负极为铅板,金属表面凸起的部分被溶解或其表面的分子、原子重新排列,形成不定型的薄膜,从而使得金属的表面平滑光亮。

（3）化学研磨　化学研磨是利用化学药品对金属表面进行溶解处理,使其表面平滑的方法,亦称为酸洗。化学研磨作为一种研磨方法,很少单独使用。

修复体必须经过打磨、抛光的精细加工过程。抛光,使义齿修复体表面光亮,达到舒适、美观、易清洁、抗氧化的目的。高度光洁的修复体可大大减少患者的口腔异物感,明显缩短患者对义齿的适应期,提高口腔组织对义齿的适应性。同时可有效地防止食物、细菌、菌斑、软垢等在义齿表面沉积,便于患者保持口腔的清洁卫生。当然,还可极大地提高义齿修复体的美观效果。

3　打磨、抛光的步骤和方法

打磨、抛光是一项细致的工作,要合理地使用磨光工具和材料。义齿的打磨、抛光必须遵循由粗到细、先平后光的原则进行。

3.1　普通金属铸件的打磨、抛光

金属打磨、抛光的特点是难度大,需要配置较好的打磨、抛光设备和磨具,以减轻操作强度,提高打磨和抛光的效率。

打磨、抛光的主要步骤和方法为喷砂、切除铸道、粗磨、细磨、抛光、清洗。其中抛光的方法有电解抛光和机械摩擦抛光两种。义齿支架应先电解抛光,后机械摩擦抛光。

3.1.1　喷砂

用喷砂机将砂粒喷射到打磨物表面,以除去铸件表面包埋材料及其氧化膜,达到打磨的效果。

3.1.1.1　操作步骤

(1)接通气源,把空气压缩机的气管与喷砂抛光机管路接通。

(2)接通电源,箱内照明灯亮。

(3)取适量粒度为 100~150 目的金刚砂装入工作仓。

(4)调整喷砂压力。喷砂时压缩空气的压力应视铸件的厚度而定,如铸件的厚度为 0.5~1.5 mm 时,工作压力为 0.15 MPa;铸件的厚度为 1.5~4.0 mm 时,工作压力为 0.25~0.35 MPa。

(5)放入铸件,从不同角度对铸件表面进行喷砂抛光,使铸件的各面被均匀喷射,避免某处因冲刷过多而变薄,影响其强度。铸件到喷嘴的距离应保持在 5 mm 以内。

常用的手动喷砂机在使用时,应先将右手从套袖口伸入箱内,将铸件从机盖处传给右手,密封机盖,启动工作开关,将铸件对着喷嘴,从不同角度抛光铸件表面。抛光后关闭工作开关,关闭电源。

非贵金属高熔合金铸件,也可采用化学清理的方法处理铸件的表面。化学清理的方法是,将铸件放入 20% 的氢氧化钠溶液中煮沸,或将铸件放入 45% 的氢氧化钾溶液中煮沸,均可取得满意的效果。最后用热水冲洗干净铸件。

贵金属铸件(如金合金),因其不能用喷砂机进行表面氧化层的清除,多采取酸处理法。最常用的方法是,将铸件加热到 300~350 ℃后,随即投入浓盐酸中进行表面处理。

3.1.1.2　注意事项

(1)金刚砂应干燥和洁净,以防堵住吸管或喷嘴。

(2)经常清除滤清器中的水和油,定期清除过滤袋中的存留物。

(3)长期使用后喷砂效率会降低,应及时更换喷嘴。更换喷嘴时要断开电源,以防触电。

(4)经常保养空气压缩机,保证喷砂抛光机有正常的气源供应。

3.1.2 切除铸道

用砂片切铸道。

3.1.2.1 操作步骤

(1)将金属切割机平放在工作台上。

(2)扳动电源开关,接通电源。

(3)检查切割砂片与防护罩及机器其他部位是否互相摩擦或碰撞,然后启动。

(4)双手拿稳铸件,切割砂片对准铸道根部,尽量平齐铸件表面切断。

3.1.2.2 注意事项

(1)操作前检查砂片是否与其他物品及防护罩互相摩擦或碰撞。

(2)切割金属时,不要用力过猛或左右摆动,以防砂片折裂或破裂。

(3)切割金属时,须注意,砂片的圆周速度不能过快,以免发生砂片飞裂事故。

(4)操作者不要面对旋转切割砂片操作,以免发生意外。

3.1.3 粗磨

用粒数较粗(80~100目)的金刚砂磨头磨平铸道接头等部位,并调磨铸件的厚薄及其外形,进一步去除表面氧化膜。

(1)技工打磨机应放在平稳牢固的工作台上,要有良好的接地保护。

(2)按工作需要正确选择和安装抛光轮、砂石轮等附件。特别注意,左旋螺栓应装在左轴,右旋螺栓应装在右轴,否则在使用过程中会自行脱落。

(3)要仔细检查砂轮有无破损和裂纹,以免发生危险。

(4)需使用慢速时,应按顺时针方向先旋转到快速挡,待启动并运转正常后,再旋至慢档使用。不能直接用慢档启动,否则电动机不能正常启动和运转。

3.1.4 细磨

用金刚砂磨石等工具将铸件磨光面磨平。对凹凸不平及磨不到的部位,可选用小细砂石轻轻磨平,再用细的金刚砂橡皮轮或将各种粗细不同的砂纸(布)包裹在夹轴上,对铸件磨光面进一步细化磨平。

3.1.4.1 操作步骤

(1)接通技工用的微型电机电源。

(2)选择电机的旋转方向、速度。

(3)选择砂轮或磨头,并夹持到打磨夹头上。国际标准直径为2.35 mm。

(4)用脚踏开关控制电机,并按要求逐一打磨。①用粒度较细(120~200目)的金属磨头或白矾石等反复平整金属表面,从不同的角度轻轻打磨,使其逐渐平滑。②将纱布条卷在砂纸夹轴柄上,用慢的转速、小的压力,并不断转动修复体,对铸件打磨面做进一步的细化磨平。对不易磨到的部位,可用各种不同的金刚砂橡皮轮进行打磨。

3.1.4.2 注意事项

(1)每次启动时,一定从最低速开始。

(2)注意采取降温措施(如冷水降温等),避免铸件产热多而使其变形以及对材料的性能造成影响。可用冷水降温或使用不产热的砂轮、砂石。

（3）磨具的硬度应大于被磨物体的硬度，并根据情况选择不同形状的磨具，以免磨到不该磨的部位。

（4）研磨时要注意保护铸件细小的重要部位，用力要得当、均匀，且不宜过大。

（5）研磨时，对不同材料的铸件要选择相应的研磨速度和压力，可先用粒度较粗的磨具，逐次更换粒度较细的磨具。

（6）不要在夹头松开的状况下使用电机。使用大直径的砂轮时，一定要降低电机转速。

（7）对不同金属的修复体，应使用专用的磨轮、砂石，以防污染。

（8）在研磨过程中要加强卫生防护，防止金属粉尘及其打磨器材对人体的危害。

3.1.5　电解抛光

电解抛光又称电解研磨或电化学抛光，是指利用电解化学的腐蚀作用，溶解金属表面的凸起粗糙部分，使其平滑，提高光洁度。

3.1.6　机械摩擦抛光

机械摩擦抛光是指用中粒度和细粒度（200～300目）橡皮轮，依次抛光。要求消除所有磨痕，直至金属表面出现均匀的光泽，再用布轮加抛光膏抛光。

3.1.6.1　操作方法

机械摩擦抛光是利用抛光轮和抛光材料，对铸件表面进行快速的最后研磨。

常用的抛光轮有布轮、毡轮、毛刷轮、橡皮轮。氧化铬抛光膏也称绿膏，适用于高熔合金以及其他合金的抛光。氧化铁抛光膏也叫红膏，适用于金合金和铜合金的抛光。

方法：将蘸有抛光膏的抛光轮在一定转速和压力下对铸件表面进行抛光处理，抛光后的铸件再用蒸汽喷枪喷洗或用酒精棉球擦洗，以去除表面黏附的抛光膏。

3.1.6.2　注意事项

（1）操作时注意个人防护。

（2）铸件表面需反复仔细抛光，操作时要耐心细致。

（3）红膏会污染铸件导致不锈钢修复体的腐蚀，所以不能用于不锈钢铸件的抛光。

（4）抛光工具要干净，以免影响抛光效果。

3.1.7　超声波清洗

超声波清洗是指利用超声波产生震荡，对口腔修复体表面进行清洗。主要用于烤瓷、烤塑金属冠等几何形状复杂且高精密度铸造件的清洗。

3.2　树脂基托的打磨、抛光

树脂基托打磨、抛光的基本操作程序是：修整外形及粗磨→细磨及平整表面→抛光（机械抛光、电解抛光）。

其特点是需要磨光的量较大，工序复杂。所用设备为中速磨光马达。

3.2.1　打磨、抛光的步骤和方法

打磨、抛光的步骤和方法一般为粗磨、细磨、抛光、清洗。

（1）粗磨　首先用大砂轮磨去在热处理时产生的多余树脂，注意义齿外形及

厚薄的修整,然后用细砂纸将整个打磨面轻轻打磨一遍,使树脂表面更加平整细腻。

(2)细磨 用布轮打磨基托表面及边缘,特别是牙颈部打磨时,要注意保护牙冠外形突度。细磨要始终保持湿润,以防树脂因反复摩擦产热而焦化。

(3)抛光 用白毛刷加抛光膏或氧化锌糊剂抛光树脂。抛光时用力不可过大。

(4)清洗 用超声波清洗机或高压喷射清洗机洗涤,去除表面附着物。

3.2.2 打磨、抛光的具体操作

(1)粗磨 用大砂轮、砂石磨去在热处理时产生的较大的塑料薄边和基托过长、过厚部分以及妨碍就位的倒凹,使基托的大小、长短、厚薄合适。包绕在𬌗支托、卡环臂上多余的塑料可以用裂钻磨去。再用圆钻、裂钻以及小号的柱形砂石小心地将组织面上的塑料小瘤磨去,并缓冲组织面上尖锐的突起部分。不能磨损组织面塑料,以保证义齿与口腔黏膜的密合。此外,还要将黏附于组织面上的石膏轻轻去除干净。在打磨时,注意不要损伤卡环和人工牙。最后,用夹持针裹上细砂布或砂纸,将整个打磨面轻轻打磨一遍,使打磨面进一步平整。

(2)细磨 将布轮在水中浸湿后安装于技工打磨机上,蘸上湿的磨光粉,将基托表面和边缘磨光。打磨中应不断变换方向和角度,磨向被磨的部位,使基托表面受压均匀。在细磨时要不断地加磨光粉糊剂和水,使义齿表面保持一定的湿度,以免塑料因摩擦产热而变形。在打磨靠近支架部位的基托时,要防止卡环被旋转的布轮挂住,造成卡环变形和基托折断。最后用超声波清洗机或高压喷射清洗机洗涤,去除修复体表面的附着物。清洗后的基托应浸泡在清水中,以防塑料变色和塑料因失水变形。

3.2.3 打磨、抛光的注意事项

(1)打磨使用的器械和磨光材料应遵循由粗到细的原则,先磨平后磨光。不能破坏基托外形,不可将基托唇颊面牙根突度磨除。

(2)打磨过程中要不时转换义齿角度和打磨部位,使其表面均匀受力,避免打磨时产热,导致义齿塑料基托焦化或变形。

(3)打磨时切勿伤及卡环。

(4)使用石英砂、浮石粉糊剂抛光时,所用布轮、绒轮、毛刷均应浸湿,并不断地添加磨光剂,以求达到最佳效果。

(5)在打磨机上抛光时,要注意义齿与布轮的接触部位,勿使义齿卡环被布轮挂住而导致变形,或义齿被弹飞、折断。

任务指导:①打磨使用的器械和磨光材料应遵循由粗到细的原则,先磨平后磨光,磨平时不能破坏基托外形,不可将基托唇颊面牙根突度磨除;②打磨时切勿伤及卡环,否则使用中卡环易折断;③打磨过程中应随时转换义齿角度和打磨部位,并使其表面均匀受力,避免打磨时产热,导致义齿塑料基托变形。

(九)任务9的完成

任务:模型试戴。

任务指导：在模型上进行义齿试戴。如义齿不能就位，用咬合纸检查障碍点并适当调整打磨，使之就位。此外，还要检查义齿与对颌牙的咬合关系，必要时再打磨修整。

义齿戴入较困难时不要强行戴入，须认真检查原因并加以解决。注意，打磨修整时要少量多次，不可过多磨除义齿。

三、项目总结

（一）任务汇总

任务1　6⌋缺失可摘局部义齿的设计思路。

任务2　修复前的准备。子任务：①口腔检查；②口腔准备；③基牙预备；④支托凹预备。

任务3　制取印模和灌注模型。子任务：①制取印模；②灌注模型；③上𬌗架。

任务4　模型设计。子任务：①画出各基牙的观测线；②选择卡环的类型及粗细，确定卡环臂进入倒凹的深度；③填塞基牙倒凹并适当修整，使倒凹大小合适；④在模型上用有色笔画出固位体的位置和形态、卡环臂的走向；⑤画出大连接体、小连接体、网状支架的位置，并确定组织倒凹，以便以后缓冲；⑥画出基托的边缘线，完成模型设计。

任务5　制作支架。子任务：①𬌗支托的弯制；②卡环的弯制。

任务6　人工牙排列与基托蜡型的制作。子任务：①排列人工牙；②铺蜡；③压制成型；④边缘烫熔封闭；⑤雕刻外形。

任务7　装盒及热处理。子任务：①装盒；②热处理。

任务8　打磨、抛光。子任务：①打磨；②抛光。

任务9　模型试戴。

（二）知识总结

可摘局部义齿的基本作用是修复牙体缺失。其优点是患者可以自行摘戴义齿，便于清洁；缺点是义齿体积大，异物感较强，需要一段时间适应。基本结构为固位体、连接体、人工牙（假牙）和基托。固位体的作用是使义齿固定在口腔不脱位，从而行使咀嚼功能。连接体是把义齿各部件连成一个整体。人工牙有美观作用和咀嚼功能。基托主要承担咬合力，起支持作用，另外还有连接作用、美观作用和增加义齿稳定性的作用。项目一中的牙体缺失是最基本的牙体缺失形式，其原理是用 75⌋ 作为基牙，设计三臂卡环，固位好，稳定好，75⌋ 上两个𬌗支托可以将部分咬合力传给基牙，其余𬌗力由鞍基下面的小的基托承担，这样把𬌗力合理分配给基牙和黏膜，可以较好地保护口腔组织的健康。

在制作过程中不仅要按各个任务的先后顺序操作，更应该注意每个任务完成的质量，完成后要按照技术指标严格检查评判。

（三）实施步骤

1. 6⌋缺失可摘局部义齿的设计。

2. 口腔检查。

3. 口腔准备。

4. 基牙预备。

5. 支托凹预备。

6. 制取印模。

7. 灌注模型。

8. 上𬌗架。

9. 模型设计。

10. 制作支架。

11. 人工牙排列与基托蜡型的制作。

12. 装盒及热处理。

13. 打磨、抛光。

14. 模型试戴。

（四）主要技术指标

1. 基牙预备　在牙面形成大小合适的倒凹，尽量去除不利倒凹，去除不坚实的牙体组织和过于锋利的边缘嵴，最后要抛光牙面。

2. 支托凹预备　支托凹应呈圆三角形或匙形，由基部向𬌗面支托凹的位置逐渐变窄，其近远中长度为基牙近远中径的1/4~1/3。基牙𬌗面边缘嵴处最宽，约为𬌗面颊舌径的1/2，支托凹底应与基牙长轴的垂线呈正向20°，𬌗支托位于𬌗面边缘的部分及支托凹所对应处均需磨圆钝，𬌗支托则多用直径为1.2 mm的不锈钢丝弯制而成。铸造支托凹深度为1.0~1.5 mm，如𬌗支托用不锈钢丝制作，支托凹的宽度可略窄一些，深度约1 mm。

3. 制取印模　要求印模清晰，边缘厚度3~4 mm，凝固后的印模材料细腻、光滑，有一定韧性。印模所取到的范围符合义齿制作的要求。

4. 灌注模型　模型坚硬、细腻、光滑、清晰、无气泡。底座厚度不小于10 mm，边缘宽度为3~5 mm。

5. 制作支架　各部件安放位置正确，卡环臂、卡环体与牙面贴合，连接体不能进入倒凹区且与模型有一定间隙，𬌗支托不能影响咬合且相应部位不能进入倒凹区，钢丝光滑无钳夹痕迹，粘蜡部分准确、干净。模型无磨损、损坏。

6. 人工牙排列与基托蜡型的制作　人工牙的颜色、排列要与天然牙协调，注意美观效果。基托蜡型在制作时主要考虑基托的伸展范围要合适，厚度为2 mm，蜡型表面要光滑，略呈凹面。

7. 装盒及热处理　主要是石膏包埋时不能有气泡，下型盒包埋完成后要检查不能有倒凹，石膏表面光滑、坚硬。热处理时注意蜡要冲干净，支架、人工牙不能移位。开盒后义齿无气泡、小瘤。

8. 打磨与抛光　主要检查基托打磨面是否光滑、细腻，有无损伤支架，支架是否变形，除了正常缓冲外，基托组织面是否被过度磨除。

（五）项目在实际工作中的意义

学会项目一不仅可以修复一种牙体缺失，更重要的是同时也学会了很多口腔修复基础理论知识和口腔基本操作技能。其学习过程与实际工作相同，对培养学生的职业规范和职业道德可起到一定作用，为以后学会更多的项目打下坚实的基础。

四、实践指导

（一）任务 1 实践指导

任务：6｜缺失可摘局部义齿的设计思路。

参见任务 1 的完成部分。

（二）任务 2 实践指导

任务：修复前的准备。

子任务：①口腔检查；②口腔准备；③基牙预备；④支托凹预备。

【目的和要求】

1. 掌握口腔检查的准备工作、一般步骤和检查内容。

2. 掌握可摘局部义齿基牙、𬌗支托凹预备的方法及要求。

【内容】

1. 用仿生头模模拟患者，在仿生头模上进行口腔检查。

2. 在仿生头模上进行基牙、𬌗支托凹的制备。

【器材】

口腔检查器械、仿生头模、牙列缺损石膏工作模型、台式电钻、长柄砂石、雕刻刀等。

【方法和步骤】

1. 示教

（1）体位调整　调整仿生头模为上颌或下颌治疗位，并将牙列缺损模型固定于仿生头模上。

（2）口腔检查　左手持口腔镜牵拉口角，右手持探针或镊子进行口腔检查。主要检查余留牙的情况、缺牙部位和数目、缺隙牙槽嵴情况以及咬合关系等。

（3）初步设计　根据可摘局部义齿的设计原则和牙列缺损及余留牙的情况，做出初步设计，包括修复牙的数目和部位、固位体的分布和类型。

（4）牙体制备　台式电机接通电源，装好直手机。根据牙体预备要求选择砂石车针。

1）调整咬合　用圆柱状或轮状砂石磨改余留牙存在的过锐牙尖或过高的边缘嵴，缺隙处对颌牙伸长时，也应一并调磨。

2）去除过大倒凹　如果余留牙（尤其是基牙）存在过大倒凹，影响义齿就位，则需用细圆柱形砂石磨去。

3）制备𬌗支托凹　以 6｜缺失为例：在基牙 5｜的远中、7｜的近中靠近缺隙的𬌗边缘处，按要求用刀状或轮状砂石在拟放𬌗支托基牙的部位，磨成所需形状和深度。要求支托凹为匙状，其长度约为基牙 5｜𬌗面近远中径的 1/3，7｜𬌗面近远中径的 1/4；宽度约为基牙 5｜颊舌尖宽度的 1/2，7｜的颊舌尖宽度的 1/3；深度为 1.0～1.5 mm。邻𬌗边缘处应圆钝，尽可能少磨牙体组织。不断观察制备间隙的大小；或在正中咬合下用探针检查制备间隙；或取小片基托蜡烤软后，放于制备牙𬌗面上，做正中咬合，然后取出蜡片，观察蜡片厚度以确定制备间隙是否足够。最后做总体检查，必要时加以修改。

2.学生操作　学生按上述示教进行操作。

【注意事项】

1.注意医生和患者的体位是否正确,工作模型是否完整。

2.制备𬌗支托凹,在不影响咬合的情况下,尽量少磨牙体组织。

3.一定要认真按𬌗支托的具体要求预备,最后要核对检查数据是否精准。

（三）任务3 实践指导

任务:制取印模和灌注模型。

子任务:①制取印模;②灌注模型;③上𬌗架。

【目的和要求】

1.熟悉制取印模时医生与患者的体位。

2.了解印模材料和模型材料的性能特点。

3.熟悉选择托盘的要求及方法。

4.初步掌握制取印模和灌注模型的方法、步骤。

【内容】

1.学生分组配对操作,互取印模。

2.以制取的印模灌注模型。

【器材】

口腔检查器械(检查盘、口镜、探针、镊子)、治疗巾、藻酸钠弹性印模材料、石膏、小刀、各型托盘、平头技工钳、酒精灯、火柴、蜡刀、红蜡片、橡皮碗、石膏调刀、漱口杯、仿生头模、台式电机、直手机、刃状石、轮状石等。

【方法和步骤】

1.示教

（1）制取印模

1）体位调整　①医生站立于患者的右前或右后方;②调整牙椅靠背和头靠,使患者头部直立,同时让医生肘部与患者口腔基本等高,张口时使𬌗平面与地面平行。

2）托盘选择　每两名同学为一组,每人选择一副大小、形态合适的有孔平底托盘。要求托盘与牙弓内外侧均有 3～4 mm 的间隙,托盘的翼缘不应超过黏膜皱襞,不应妨碍唇、颊、舌的活动。上颌托盘的后缘应盖过最后磨牙(或上颌结节)和颤动线,下颌托盘的后缘应盖过磨牙后垫。若托盘边缘和长度伸展不够,可用蜡片加长;若托盘形状不合适,可用技工钳略做修改。

3）制取印模

制取上颌印模:取适量藻酸盐弹性印模材料的粉剂放入盛有适量水的橡皮碗内,快速调拌均匀,装入上颌托盘内,用左手持口镜或用左手示指牵拉被操作者的左侧口角,右手持托盘,从左侧口角旋转将托盘引入口内,对准牙列,并使托盘柄对准面部中线,由前向后轻轻均匀加压于托盘底部,使托盘就位。在印模材料凝固前,右手固定托盘,左手将上唇及左侧颊组织向前、向下牵拉,做肌功能修整。然后再用左手固定托盘,同法用右手做右侧上唇和颊组织的肌功能修整。最后用双手的中指和示指在相当于两侧前磨牙区将托盘固定,保持稳定不动,待印模材料凝固后,印模由口内取出。一般先取后部,再沿前牙长轴方向取下印模。印模取至口外后,要对照口腔情况进行检查。印模要完整、清晰,边缘伸展适度,印模材料不得与托盘分离。如符合要求,即可用清水轻轻冲去唾液和碎屑,用干棉球将水吸干后立即灌模。

制取下颌印模:同样方法调拌印模材料放入下颌托盘,右手持托盘,左手持口镜或用左手示指牵拉被操作者的右侧口角,将盛有印模材料的托盘反转从右侧口角旋转引入口内,迅速使托盘就位,让被操作者舌尖微抬,并向前伸和左右摆动,以确保舌侧、口底部印模边缘的准确。然后用左手固定托盘,右手做左侧肌功能修整,再换右手固定托盘,左手做右侧肌功能修整。最后用双手在前磨牙区将托盘固定,待印模材料凝固后取出并检查,符合要求后立即灌注模型。

(2)灌注模型

1)灌注模型的方法　先取适量清水放入橡皮碗中,按水粉比例加入石膏,用调刀匀速调拌均匀,并振动橡皮碗,排除气泡。从印模较高处,慢慢将石膏注入并轻轻振动印模,使石膏从一侧流入印模的牙冠部位,直至添加石膏到所需的厚度。

2)分离模型　灌注模型约0.5 h后,即可脱模。顺着牙体长轴方向轻轻用力,使印模和模型分离。注意勿使模型人工牙折断。

3)修整模型　趁模型刚脱出时比较松软,便于修整,应及时利用模型修整机磨去或用直剪刀剪去模型多余部分,用石膏切刀修去咬合障碍和黏膜转折处的边缘,使模型整齐、美观,便于义齿的制作。

2.学生操作　学生两人一组,按上述示教进行操作。

【注意事项】

1.体位、姿势要正确,便于操作。防止多余的印模材料刺激软腭,引起患者恶心、呕吐。

2.制取印模过程中托盘在口内就位后应保持稳定,以免影响印模的准确性。

3.分离模型时应注意防止模型上的牙冠折断。

(四)任务4 实践指导

任务:模型设计。

子任务:①画出各基牙的观测线;②选择卡环的类型及粗细,确定卡环臂进入倒凹的深度;③填塞基牙倒凹并适当修整,使倒凹大小合适;④在模型上用有色笔画出固位体的位置和形态、卡环臂的走向;⑤画出大连接体、小连接体、网状支架的位置,并确定组织倒凹,以便以后缓冲;⑥最后画出基托的边缘线,完成模型设计。

【目的和要求】

1.熟悉模型观测、设计的原则和方法。

2.掌握填塞倒凹的方法和步骤。

【内容】

1. 6│缺失可摘局部义齿的模型观测。

2. 6│缺失可摘局部义齿模型填塞倒凹。

【器材】

6│缺失的教学石膏模型一副、牙科模型观测仪一台、小橡皮碗、毛笔、小排笔、毛巾、清水盆、雕刻刀、黏固粉调拌刀、着色的人造石粉等。

【方法和步骤】

1. 示教

(1)模型观测

1)检查模型:模型要完整,无气泡,咬合关系好。如有石膏小瘤,则应修除。对好上下颌模型,画出咬合标志线。

2)固定模型:把工作模型固定在观测仪的观测台上。

3)确定就位道:根据选择就位道的原则,并参考基牙情况,选择就位道。实验中,可以选择垂直向就位,把倒凹平均分配。

4)描绘观测线:就位道确定后,固定观测台,转动分析杆,在基牙轴面及软组织上画出观测线。

5)测量倒凹深度:拆下分析杆末端的铅笔芯,换上倒凹量规,测量各个基牙的倒凹深度。

(2)填塞倒凹

1)浸泡模型:把模型从观测仪上取下,放入盛水的水盆中,浸泡 10 min,充分吸水。浸泡完毕后,取出模型并用干毛巾轻轻吸干表面水分。

2)用雕刻刀在模型上要填塞的倒凹区刻出细纹。

3)用黏固粉调拌刀在小橡皮碗内调拌着色的人造石粉。调拌均匀后,用调拌刀挑起适量人造石糊剂填入牙冠轴面倒凹区,从龈缘向𬌗方进行填补。填塞牙冠轴面倒凹时,应注意刀面与就位道保持一致。

4)在人造石固化前用雕刻刀刮除多余的人造石粉,不足处再添加,使完全合适。

5)用小排笔沿就位道方向,从龈到冠将人造石刷平。

6)观测线以上的非倒凹区,尤其是𬌗支托凹内若有填塞的人造石粉,须清除干净。

7)人造石初步凝固后进行精修。将模型放回到观测仪的观测台上,按模型的设计原则,顺就位道方向,用带刃的分析杆去除多余的填凹材料,但要求适量、适度。

2. 学生操作 学生按上述示教进行操作。

【注意事项】

1. 注意模型的完整性。

2. 填塞倒凹前,模型要浸泡 10 min,充分吸水。

3. 填凹材料稀稠度要适当,并注意从龈缘向𬌗面方向进行填补倒凹。观测线以上的非倒凹区,尤其是𬌗支托凹内若有填塞的人造石粉,须清除干净。

(五)任务 5 实践指导

任务:制作支架。

子任务:①𬌗支托的弯制;②卡环的弯制。

【目的和要求】

1. 熟悉弯制𬌗支托的各种器械,初步掌握它们的使用方法。

2. 熟悉弯制卡环的各种器械,初步掌握它们的使用方法。

3. 掌握𬌗支托的弯制方法。

4.掌握卡环颊、舌臂的弯制方法。

【内容】

1.在工作模型上按设计线弯制𬌗支托。

2.在 6| 缺失模型上按设计线弯制卡环颊、舌臂。

【器材】

6| 缺失的教学石膏模型一副、弯丝钳、日月钳、平钳、切断钳、三喙钳、酒精灯、火柴、蜡匙、蜡片、成品𬌗支托扁钢丝(1.2 mm 不锈钢丝、0.9 mm 不锈钢丝)、台式电钻等。

【方法和步骤】

1.示教

(1)𬌗支托的制作

1)目测缺牙间隙的大小,将扁钢丝弯曲成与缺隙相适应的弧形,取稍短于缺牙间隙的一段钢丝,两端向上弯曲约60°,形成𬌗支托连接体的水平段。

2)将弯制成的弧形扁钢丝放在模型上比试,调整钢丝,使连接体的水平段离开牙槽嵴0.5～1.0 mm,同时两端与两侧基牙𬌗支托凹边缘处轻轻接触,形成𬌗支托连接体的垂直段。

3)用铅笔在钢丝上与支托凹平齐处做标记,使钢丝向下弯曲形成𬌗支托,再次放在模型上比试,调整,使𬌗支托与支托凹贴合。切断钢丝的多余部分。

4)将𬌗支托末端磨成圆三角形,且逐渐变薄。调整,使之与支托凹进一步贴合。

5)滴蜡固定𬌗支托于模型上,滴蜡位置应在连接体的垂直段。

(2)卡环的弯制

1)弯制卡环臂　首先目测基牙牙冠弧形的大小,左手握持钢丝,右手握弯丝钳夹紧钢丝的末端,两手同时向外旋转用力,注意用力轻柔,使钢丝弯曲成弧形。放到模型上比试,调整,使钢丝的弧形与卡环设计线一致,并与基牙贴合。

2)弯制卡环体和连接体的下降段　卡环臂弯制完成后,放到模型上比试,在转弯处做标记,转弯后形成卡环体和连接体。卡环体的位置要求如前所述,右手握钳夹紧卡环臂靠近标记处。如果卡环臂弧度较小,就用钳夹住卡环臂弧面。用左手拇指固定卡环臂并抵住钳喙,中指和无名指夹住钢丝,中指和示指用力将其向外、向龈方弯曲120°,并将其向缺隙中部方向拉少许,避免连接体下降段进入基牙邻面的倒凹区。

3)弯制连接体的水平段及上升段　连接体的下降段弯制好之后,根据缺隙区高度,在适当位置将钢丝向上弯曲,形成连接体的水平段。水平段向缺隙中部延长少许,然后向对侧转90°弯,搭在𬌗支托上,再将钢丝向下转90°后剪断钢丝。同法弯制其余三个卡环,并使四个卡环连接体如同第一个卡环的方式交错搭在𬌗支托上,即可。

2.学生操作　按示教内容进行操作。

【注意事项】

1.𬌗支托的弯制

(1)𬌗支托连接体的水平段距离牙槽嵴顶不宜太远,以免影响排牙。

(2)𬌗支托与支托凹完全密合,不可使根部与支托凹接触而末端翘起,或末端与支托凹接触而根部不贴合。

（3）𬌗支托最好一次弯成，勿反复弯折。

2.卡环的弯制

（1）卡环与模型轻轻接触，不能损坏模型。

（2）钢丝最好一次弯制完成，勿反复弯折扭转钢丝的同一部位，以免钢丝受损而易折断。

（3）尽量减少钳夹的痕迹。

（4）𬌗支托、卡环各部分不能影响咬合。

（六）任务6 实践指导

任务：人工牙排列与基托蜡型的制作。

子任务：①排列人工牙；②铺蜡；③压制成型；④边缘烫熔封闭；⑤雕刻外形。

【目的和要求】

掌握前牙排列和基托蜡型制作的基本技能。

【内容】

排列人工牙，制作基托蜡型。

【器材】

石膏工作模型、台式牙钻、蜡勺、雕刻刀、酒精灯、塑料人工牙、喷灯、蜡片、咬合纸等。

【方法和步骤】

1.示教

（1）人工牙的排列　先在鞍基上按照缺隙大小选择合适的软蜡块，填满缺隙，用热蜡匙将蜡块近远中和颊舌侧烫软封住，根据缺牙间隙的大小选择合适的成品塑料牙。将人工前牙盖嵴部打磨合适后把牙对准位置排入，使排好的人工牙与邻牙、同名牙协调一致。适当打磨人工牙𬌗面并用咬合纸检查，调整与对𬌗牙的咬合关系。

（2）基托蜡型的制作　按照基托的伸展范围将鞍基上的蜡雕刻成型，基托厚度为2 mm，并雕刻出正确的牙龈形态，最后用喷灯喷光。

2.学生操作　按示教内容进行操作。

【注意事项】

1.排牙时不能使支架移位。

2.尽量恢复正常的咬合关系。

3.蜡外形要光洁、自然。

（七）任务7 实践指导

任务：装盒及热处理。

子任务：①装盒；②热处理。

【目的和要求】

了解装盒、热处理的方法和步骤。

【内容】

将完成蜡型的可摘局部义齿工作模型修整装盒、热处理。

【器材】

工作模型、型盒、石膏剪、橡皮碗、石膏调拌刀、石膏、雕刻刀、毛笔、肥皂、模型修整机、煮锅、水壶、瓷杯、分离剂、热凝牙托粉、热凝牙托水、黏固粉调拌刀、压榨器、型盒夹、玻璃纸等。

【方法和步骤】

1. 示教

(1)装盒

1)模型修整　将完成蜡型的可摘局部义齿工作模型浸泡于水中,充分吸水,修整,并将底部磨薄。

2)装盒

选择型盒:根据修整后的模型大小,选择合适的型盒,要求模型平放在型盒内后,周缘与型盒相距 5～10 mm。

装下层型盒:调拌适量石膏置于下层型盒内,将模型压入石膏中,包理石膏模型以及卡环、人工牙和蜡基托的相应部分;抹平石膏表面,注意消除倒凹,形成驼峰。用雕刻刀修去多余石膏。

完成装盒:下层型盒石膏初凝(约 30 min)后,在表面涂布肥皂水,将上层型盒合上,压紧,确保上下层型盒之间没有缝隙;调拌石膏,边振动型盒边倒入石膏,注满后压上顶盖,去除多余石膏。

(2)热处理

1)去蜡

烫蜡:装盒待石膏完全凝固后,将型盒投入沸水中 5～8 min 使蜡软化。

冲蜡:取出型盒,分开上下层,去除软蜡,用沸水冲净残余蜡。注意,不能使支架移位和人工牙丢失。

涂布分离剂:用雕刻刀修去型腔边缘锐利的石膏薄边,以毛笔蘸分离剂分别均匀涂布上下层型盒石膏表面。支架及人工牙上的分离剂要用棉球擦净。

2)填塞塑料

调和塑料:取适量热凝牙托水于瓷杯中,缓慢加入热凝牙托粉,直至粉刚好完全浸没,搅拌均匀,加盖以防止牙托水挥发。

填塞塑料:将手洗干净后,取出面团期塑料,揉捏均匀后压入下层型盒型腔内,表面蒙上一层玻璃纸,合上上层型盒,在压榨器上缓慢加压,直至上下层型盒间没有缝隙。取出型盒,打开,去掉玻璃纸,用雕刻刀修去多余塑胶,若填塞不足可加补。在人工牙盖嵴部涂上单体,合上型盒,于压榨器上压榨,转移到型盒夹中,拧紧螺丝。

3)热处理　将型盒放入煮锅中,倒入室温水浸没,缓慢加热,于 1～2 h 煮沸,维持15 min,自然冷却。

2. 学生操作　按示教内容进行操作。

【注意事项】

1. 修整模型时,不能损伤和破坏义齿支架和蜡型。

2. 装下层型盒时,石膏不能形成倒凹。

3. 装盒后上下层型盒间不能有缝隙。

4. 烫蜡时间不能过长或过短。

5. 型腔石膏薄边要去净。

6. 在面团期填胶。

7. 热处理时不能升温过快。

（八）任务8实践指导

任务：打磨、抛光。

子任务：①打磨；②抛光。

【目的和要求】

1. 熟练掌握技工打磨机、微型电机的使用。

2. 掌握可摘局部义齿打磨与抛光的方法和步骤。

【内容】

打磨、抛光。

【器材】

各种类型的砂石、磨头、各类直车针、纱布条、纸砂片、持钳夹、各类绒轮、各类布轮、抛光刷、细石英砂、氧化锌粉末、微型电机、技工打磨机等。

【方法和步骤】

1. 示教

（1）先使用大号磨头，去除义齿基托边缘多余塑料薄边及过厚、过长边缘，使边缘圆钝，再用柱状砂石磨去基托影响就位的倒凹及组织面小瘤。

（2）应用刀边石或裂钻修整人工牙的颈缘及靠近卡环体、𬌗支托部附着的塑料。

（3）用小号磨头或各种轮状石磨平基托磨光面，使基托大小及厚薄适中。

（4）以细砂纸卷打磨基托磨光面，去尽一切沟痕，直至表面光滑。

（5）在抛光机上，用湿布轮、绒轮、毛刷等蘸石英砂、浮石粉糊剂或专用抛光膏等磨光材料，仔细抛光，并用细软毛刷抛光整个义齿表面。

2. 学生操作　按示教内容进行操作。

【注意事项】

1. 打磨使用的器械和磨光材料应遵循由粗到细的原则，先磨平后磨光。磨平时不能破坏基托外形，不可将基托唇颊面牙根突度磨除。

2. 打磨时切勿伤及卡环，否则义齿使用时卡环易折断。

3. 打磨过程中应随时转换义齿角度和打磨部位，并使其表面均匀受力，避免打磨时产热，导致义齿塑料基托变形。

4. 采用石英砂、浮石粉糊剂抛光时，所用布轮、绒轮、毛刷均应浸湿，并应不断地添加磨光剂，以达到最佳抛光效果。

5. 在打磨机上抛光时，应把稳义齿，注意与布轮的接触部位，勿使义齿卡环被布轮挂住导致变形，或义齿被弹飞、折断。

（九）任务9实践指导

任务：模型试戴。

【目的和要求】

掌握在模型上进行义齿试戴的方法。

【内容】

将制作完成的义齿在模型上试戴。

【器材】

各种类型的砂石、磨头和各类直车针。

【方法和步骤】

在教师指导下由学生在模型上进行义齿试戴,如义齿不能就位,用咬合纸检查障碍点,并适当调整打磨,使之就位。此外,还要检查义齿与对颌牙的咬合关系,必要时再打磨修整。

【注意事项】

义齿戴入较困难时不要强行戴入,应认真检查原因并加以解决。注意,打磨修整时要少量多次,不可过多磨除义齿。

五、复习题

1. 试说出 6│ 缺失可摘局部义齿的组成及各部件的作用。
2. 按顺序说出项目一的所有任务名称。
3. 简述 6│ 缺失可摘局部义齿的设计方法及设计原理。
4. 简述三臂卡环的弯制方法。
5. 简述制取印模的方法和步骤。

（张　坤）

项目二

弯制法制作 21|1256 缺失可摘局部义齿

学会 21|1256 缺失可摘局部义齿的修复原理、制作步骤及相关
基本操作技能。

1.进一步熟悉可摘局部义齿的设计原理。

2.熟练掌握支架弯制技术。

3.熟练掌握间隙卡环的弯制技术。

4.熟练掌握多种基托蜡型的制作方法。

一、项目分析及各个任务的排列程序

(一)项目分析

1.项目的结构　本项目的结构由相关基础理论和一系列的操作过程(任务)所构成,
包括:

(1) 21|1256 缺失可摘局部义齿的设计。

(2)修复前的准备:①口腔检查;②口腔准备;③基牙预备;④支托凹与隙卡沟预备。

(3) 21|1256 缺失可摘局部义齿弯制法的制作工艺过程:①制取印模和灌注模型;②确
定殆位关系;③上殆架;④模型设计;⑤制作支架;⑥义齿的完成。

2.项目的主要作用　分别完成 21|1256 缺失可摘局部义齿的结构,包括直接固位体(三
臂卡环)、间接固位体(间隙卡环)、连接体、人工牙(假牙)和基托几个部分的制作及相应的
工艺处理,最后达到修复缺牙,恢复患者的咀嚼功能和美观功能的目的。

3.项目的技术指标　直接固位体(三臂卡环)、间接固位体(间隙卡环)、连接体、人工牙
(假牙)和基托几个部分及工艺上均要达到一定的技术指标和行业标准。

(二)各个任务的排列程序

任务1　21|1256 缺失可摘局部义齿的设计。

任务2　修复前的准备。子任务:①口腔检查;②口腔准备;③基牙预备;④支托凹与隙

卡沟预备。

任务 3　制取印模和灌注模型。子任务：①制取印模；②灌注模型；③上𬌗架。

任务 4　模型设计。子任务：①画出各基牙的观测线；②选择卡环的类型及粗细，确定卡环臂进入倒凹的深度；③在模型上用有色笔画出固位体的位置和形态、卡环臂的走向，𬌗支托的位置和大小等；④画出大连接体、小连接体、网状支架的位置，并确定组织倒凹，以便以后缓冲；⑤最后画出基托的边缘线，完成模型设计。

任务 5　制作支架。子任务：①𬌗支托的弯制；②卡环的弯制（三臂卡环和间隙卡环的弯制）。

任务 6　人工牙排列与基托蜡型的制作。子任务：①排列人工牙；②铺蜡；③压制成型；④边缘烫熔封闭；⑤雕刻外形。

任务 7　装盒及热处理。子任务：①装盒；②热处理。

任务 8　打磨、抛光。子任务：①打磨；②抛光。

任务 9　模型试戴。

二、各任务的完成过程及其相关理论知识

经过项目一的学习，同学们已经具有了一定的口腔修复技能操作基础。项目二的制作与项目一基本相同，所需的共同基础理论和技能操作方法不再过多叙述，仅对不同之处加以具体说明。项目二是较复杂可摘局部义齿的制作，是项目一的提高和升华。下面是项目二所有任务的完成过程。

（一）任务 1 的完成

任务：21│1256 缺失可摘局部义齿的设计。

由所学基础理论可知，21│1256 缺失应该在 4│ 上设计间隙卡环，其连接体伸向 21│12 的缺隙当中，在 │4 的颊侧设计单臂卡环，│7 上设计三臂卡环，舌侧用基托把整个义齿连接起来。这样的混合支持式义齿（图 2-1）不仅可以使前牙美观，而且整个牙的直接固位体和间接固位体的支点线形成三角形，大大提高了义齿的稳定性和固位。

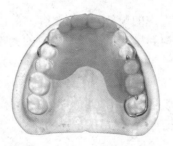

图 2-1　21│1256 缺失设计图

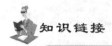
知识链接

可摘局部义齿的设计

　　尽管实际工作中遇到的牙齿缺失的形式各种各样,但只要我们掌握了基本的设计原理,就不难做出好的设计方案。在设计时,首先要考虑的是义齿的固位和稳定,一般采用2～4个直接固位体或间接固位体,但要注意使各个固位体的连线尽量形成三角形、四边形的平面稳定结构。其次要善于使用间接固位体(包括扩大延伸的基托)形成对抗力矩,以对抗来自于鞍基的不稳定力矩。一般来说,对于缺牙数目较多的病例,前部牙齿缺失,在后部设计间接固位体;后部牙齿缺失,在前部设计间接固位体;左侧牙齿缺失,在右侧设计间接固位体;右侧牙齿缺失,在左侧设计间接固位体。要充分利用口腔余留的健康天然牙,增加义齿的固位和稳定。同时也要尽可能减轻基牙的负荷,使咬合力合理分配,最大限度地保护口腔软硬组织。当然,在固位和稳定的基础上要尽可能减小义齿的体积,减少异物感。最后,还要注意义齿的美观、耐用、经济实惠。这样设计出来的义齿应该能够达到满意的修复效果。

(二)任务2的完成

任务:修复前的准备。

子任务:①口腔检查;②口腔准备;③基牙预备;④支托凹与隙卡沟预备。

任务指导:以上任务在项目一已充分说明,与任务一不同的是应该注意以下几个方面。

(1)注意要放置间接固位体的 $\underline{4|}$ 的健康情况。

(2)间隙卡环要从 $\underline{4|}$ 的颊侧牙面越过咬合面到达舌面,因此,应该严格按照隙卡沟预备的要求进行牙体预备操作。

1)隙卡沟预备的要求　隙卡沟的预备,要求位于相邻牙面间的殆外展隙区。隙卡通过殆外展隙时不应妨碍殆接触。沟的深度和宽度应依牙的大小和选用卡环钢丝的粗细而异。要注意侧方殆时隙卡沟是否足够深,一般深0.9～1.0 mm为宜,沟底要求与卡环丝圆形一致而不是楔形,以免使沟底受力时两边的牙齿受到非轴向殆力而受伤或向近远中方向移位。如上下颌牙咬合时有天然间隙则尽量利用,以免过多磨除牙体组织。但仍应将相邻两牙间的沟底磨平,必要时可磨对颌牙牙尖以便获得足够的间隙。铸造隙卡间隙应略深于弯制者,以加强其强度。

2)预备方法　用较锐的刀状石轮沿相邻两牙颊、舌、龈方向和近远中方向滑动磨除两牙的釉质,勿破坏两相邻牙的接触点,以免形成楔力使基牙移动。如基牙与对颌牙之间有自然间隙,也需修整沟底,使之与卡环丝外形一致。如咬合紧、空间小,磨除较多基牙牙体组织后仍未获得足够间隙,可适当调磨对颌牙尖。最后用刀状橡皮轮或纸砂轮磨光隙卡沟和对颌牙尖。

（三）任务 3 的完成

任务：制取印模、灌注模型与上𬌗架。

子任务：①制取印模；②灌注模型；③上𬌗架。

任务指导：①制取印模，在教师指导下同学配合操作，所取印模必须完全合格，并总结成功或失败的原因；②灌注模型，在教师指导下每个同学单独操作，注意了解石膏的性能和使用方法；③上𬌗架，在教师指导下每个同学单独操作，必须保证操作规范。

（四）任务 4 的完成

任务：模型设计。

子任务：①画出 4|、|4 、|7 等基牙的观测线；②选择卡环的类型及粗细，确定卡环臂进入倒凹的深度；③在模型上用有色笔画出固位体的位置和形态、卡环臂的走向、𬌗支托的位置和大小等；④画出三臂卡环、间隙卡环的连接体的位置及走向，并确定组织倒凹，以便以后缓冲；⑤最后画出基托的边缘线，完成模型设计（图 2-2）。

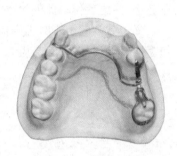

图 2-2　模型设计

任务指导：①学会正确使用观测仪，要画出精准的观测线；②各种走向线要清晰准确，设计合理；③不能磨损、损坏模型。

（五）任务 5 的完成

任务：制作支架。

子任务：①𬌗支托的弯制；②三臂卡环和间隙卡环的弯制（见项目一）。

任务指导：在教师演示指导下，学生单独操作。𬌗支托的弯制方法与任务一相同，主要注意在弯制间隙卡环时不能磨损模型，钢丝埋入基托的部分应离开模型少许，约 0.5 mm。另外，勿使用暴力，钢丝转弯处要圆缓，不能有明显角度与折痕。

（六）任务 6 的完成

任务：人工牙排列与基托蜡型的制作。

子任务：①排列人工牙；②铺蜡；③压制成型；④边缘烫熔封闭；⑤雕刻外形。

任务指导：①所选择的人工牙的大小、颜色、形态与余留牙要协调；②画好基托伸展的范围再铺蜡基托；③注意基托的厚度，保持在 2 mm；④雕刻外形时要正确恢复颈缘曲线、牙根凸度、邻间隙、楔状隙的形态，最后将整个基托抛光。

（七）任务 7 的完成

任务：装盒及热处理。

子任务：①装盒；②热处理。

任务指导：①教师指导，学生单独操作，特别注意在装下型盒时要严格遵循操作要求，严防石膏折断、支架移位及倒凹的形成；②重点强调，在热处理时把握好升温时间、冲蜡要干净、检查确认无支架移位和人工牙缺失。

（八）任务 8 的完成

任务：打磨、抛光。

子任务:①打磨;②抛光。

任务指导:学生在教师的指导下,认识各种打磨、抛光工具和设备,并学会正确使用。一定要严格遵守打磨、抛光的操作顺序和相应的原则,注意打磨、抛光过程中用力的大小和调整打磨方向的技巧的练习。自始至终都要保持仔细、认真的态度,努力培养良好的职业操守和规范。

(九)任务9的完成

任务:模型试戴。

任务指导:在模型上进行义齿试戴。如义齿不能就位,用咬合纸检查障碍点,并适当调整打磨,使之就位。此外,还要检查义齿与对颌牙的咬合关系,必要时再打磨修整。

义齿戴入较困难时不要强行戴入,需认真检查原因并加以解决。注意,打磨修整时要少量多次,不可过多磨除义齿。

三、项目总结

(一)任务汇总

略。

(二)知识总结

21|1256 缺失应该在 4| 上设计间隙卡环,即间接固位体,其连接体伸向 21|12 的缺隙当中,在 |4 的颊侧设计单臂卡环,|7 上设计三臂卡环,舌侧用基托把整个义齿连接起来。这样设计不仅可以使前牙美观,而且整个牙的直接固位体和间接固位体的支点线形成三角形,大大提高了义齿的稳定和固位。整个义齿既有𬌗支托的基牙支持形式,也有基托支持的黏膜支持形式,属于混合支持式义齿。

值得提出的是,间隙卡环常作为一种间接固位体使用,对复杂义齿的稳定和固位起到相当重要的作用。此外,其横过咬合面的钢丝还有一定的支持作用,可以分担整个义齿的𬌗力。

在制作过程中不仅要按各个任务的先后顺序操作,而且应该注意每个任务完成的质量,完成后要按照技术指标严格检查评判。

(三)实施步骤

1. 21|1256 缺失可摘局部义齿的设计。

2. 口腔检查。

3. 口腔准备。

4. 基牙预备。

5. 支托凹、隙卡沟预备。

6. 制取印模。

7. 灌注模型。

8. 上𬌗架。

9. 模型设计。

10. 制作支架。

11. 人工牙排列与基托蜡型的制作。

12. 装盒及热处理。

13. 打磨、抛光。

14. 模型试戴。

（四）主要技术指标

与项目一基本一致,现将不同之处列举如下。

1. 隙卡沟的预备 隙卡沟的底部要呈 U 形而不是 V 形。

2. 隙卡弯制 钢丝横过咬合面部分要与隙卡沟密合,连接体部分的钢丝要与模型组织面的形状大体一致,且保持约 0.5 mm 的距离。

（五）项目在实际工作中的意义

项目二是一种较复杂的义齿制作。学会项目二即能完成实际工作中的一部分类似修复工作,为学习口腔工艺技术打下坚实的基础。

四、实践指导

项目二的各项任务、操作步骤与项目一基本相同,现将不同之处列举如下。

（一）任务 1 实践指导

任务：21|1256 缺失可摘局部义齿的设计思路。

参见项目二中任务 1 的完成部分。

（二）任务 2 实践指导

任务:修复前的准备。

子任务:①口腔检查;②口腔准备;③基牙预备;④支托凹预备;⑤隙卡沟预备。

【目的和要求】

1. 进一步熟悉弯制卡环的各种器械,掌握它们的使用方法。

2. 掌握间隙卡环的弯制方法。

【内容】

在工作模型上按设计弯制 54| 间的间隙卡环。

【器材】

酒精灯、火柴、21|1256 缺失的教学石膏模型一副、弯丝钳、日月钳、平钳、切断钳、三喙钳、蜡匙、蜡片、扁 0.9 mm 不锈钢丝、台式电钻等。

【方法和步骤】

1. 示教

（1）弯制卡环臂 在模型上将钢丝弯制成与基牙牙冠颊面一致的弧形,方法与 I 型卡环相同。然后放回比试,在卡环的近体处做标记,并稍做弯曲,使卡环臂贴靠颊外展隙。

（2）弯制卡环体 卡环臂形成后放回模型上比试,在颊外展隙与𬌗外展隙的交界处做记号,用钳夹紧记号稍下方,调整钢丝使其与𬌗面隙卡沟的方向一致。然后,压钢丝向𬌗方弯曲,并使其与隙卡沟密合。

(3)弯制连接体 在卡环体位于基牙舌边缘嵴处做记号,钳夹记号稍下方,使钢丝沿舌外展隙下降。目测转弯处到舌侧龈乳头的距离,将钢丝向上翘起,放回模型上比试,调整钢丝的走向,沿连接体的设计线逐渐延伸,并使其与模型组织面的形状大体一致,且保持约0.5 mm 的距离。为了加强塑料基托的强度,隙卡的连接体通常较长,起到加强丝的作用。

2.学生操作 按示教内容进行操作。

【注意事项】

1.隙卡的卡环体一定要与隙卡沟密合,以免嵌塞食物或影响咬合。

2.连接体不能进入基牙舌侧和牙槽嵴的倒凹区内,以免影响义齿的摘戴。

3.隙卡多用于前磨牙,可将卡环臂靠近颊侧牙龈,既有利于美观,又可减少对颊黏膜的摩擦。

4.弯制过程中切勿修改已弯制合适的部分。

5.连接体转弯处要为钝角,走向尽量与基托的易折线垂直,尽量避免折断。

6.连接体的钢丝最好锤扁,埋于塑料基托宽度和厚度的中间,组织面和磨光面均不能有钢丝外露。

7.卡环在牙面部分的切断处要打磨、抛光,以免伤及组织。

五、复习题

1.试说出 21|1256 缺失可摘局部义齿的组成及各部件的作用。

2.按顺序说出项目二的所有任务名称。

3.简述 21|1256 缺失可摘局部义齿的设计方法及设计原理。

4.简述间隙卡环的弯制方法。

5.简述弯制间隙卡环的注意事项。

(姜瑞中 吴 彬)

项目三

铸造支架法制作 $\overline{6}$ 缺失可摘局部义齿

学习目标

学会铸造支架法制作 $\overline{6}$ 缺失可摘局部义齿的基本原理、操作步骤及基本技能。

1. 熟悉铸造技术的基本原理和一般铸造方法。
2. 掌握 $\overline{6}$ 缺失铸造支架蜡型的制作方法和步骤。
3. 熟悉常用铸造蜡、卡环蜡的使用方法。

一、项目分析及各个任务的排列程序

(一)项目分析

1. 项目的结构　本项目的结构由相关基础理论和一系列的操作过程(任务)构成,包括:

(1) $\overline{6}$ 缺失可摘局部义齿的设计　①设计的基本原理;② $\overline{6}$ 缺失可摘局部义齿的设计原理。

(2)修复前的准备　①口腔检查;②口腔准备;③基牙预备;④支托凹预备。

(3)铸造支架法制作 $\overline{6}$ 缺失可摘局部义齿的制作工艺过程　①制取印模和灌注模型;②确定𬌗位关系;③上𬌗架;④模型设计;⑤制作支架蜡型;⑥铸造支架;⑦人工牙排列与基托蜡型的制作;⑧装盒及热处理;⑨打磨、抛光;⑩模型试戴。

2. 项目的主要作用　分别完成 $\overline{6}$ 缺失可摘局部义齿的基本结构,包括铸造支架(固位体及连接体)、人工牙(假牙)和基托各个部分的制作及相应的工艺处理,最后修复缺牙,恢复患者的咀嚼功能和美观功能。

3. 项目的技术指标　铸造支架(固位体及连接体)、人工牙(假牙)和基托各个部分及工艺均要达到一定的技术指标和行业标准(见项目总结)。

(二)各个任务的排列程序

任务1　$\overline{6}$ 缺失可摘局部义齿的设计。

任务2　修复前的准备。子任务：①口腔检查；②口腔准备；③基牙预备；④支托凹预备。

任务3　制取印模和灌注模型。子任务：①制取印模；②灌注模型；③上𬌗架。

任务4　模型设计。子任务：①画出各基牙的观测线；②选择卡环的类型及粗细，确定卡环臂进入倒凹的深度；③在模型上用有色笔画出固位体的位置和形态、卡环臂的走向、𬌗支托的位置和大小等；④画出大连接体、小连接体、网状支架的位置，并确定组织倒凹，以便以后缓冲；⑤最后画出基托的边缘线，完成模型设计。

任务5　支架的铸造。子任务：①支架蜡型的制作；②支架蜡型的铸造。

任务6　人工牙排列与基托蜡型的制作。子任务：①排列人工牙；②铺蜡；③压制成型；④边缘烫熔封闭；⑤雕刻外形。

任务7　装盒及热处理。子任务：①装盒；②热处理。

任务8　打磨、抛光。子任务：①打磨；②抛光。

任务9　模型试戴。

二、各任务的完成过程及其相关理论知识

（一）任务1的完成

任务：$\overline{6|}$ 缺失可摘局部义齿的设计。

任务指导：在实训课上先由学生设计多种方案，最后由教师做结论性讲解、总结。根据项目一的案例，不难做出设计，即在 $\overline{57|}$ 两个基牙上分别设计铸造三臂卡环，鞍基基托适当伸展，以分担一定的𬌗力，大部分𬌗力由𬌗支托传递给 $\overline{75|}$ 两个基牙，但需要基牙健康，能承受𬌗力，同时注意就位道的设计。此种设计仍属于基牙、黏膜共同支持的混合型可摘局部义齿。

（二）任务2～4的完成

与项目一任务2～4的方法基本相同，不再赘述。

（三）任务5的完成

任务：支架的铸造。

子任务：①支架蜡型的制作；②支架蜡型的铸造。

▶▶相关理论知识3-1

铸造支架

1　工作模型准备

1.1　模型观测

模型观测主要包括确定基牙的数目和位置、卡环和大连接体的类型和部位，检查各基牙和黏膜组织的倒凹情况，并绘制出各基牙的观测线，以确定基牙倒凹的大小、设计基托伸展的范围和形态，为义齿共同就位道的确定做好准备。

（1）模型倾斜确定可摘局部义齿的就位道　参见项目一。

（2）画出观测线　确定义齿的就位方向后，再画出各基牙的观测线（图3-1）。依据观测线的位置，在模型上画出直接固位体的位置和类型，并确定近远中𬌗支托、连接体、间接固位体、连接杆、支架的网状固位装置等。

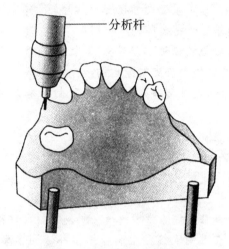

分析杆

图3-1　画出各基牙的观测线

（3）确定卡环臂的位置　基牙的倒凹区指的是观测线至龈缘之间的区域。卡环臂的位置与基牙倒凹区的深度有着密切的关系。铸造卡环臂多为半圆形，卡环臂弹性较差，固位力强，一般放在观测线下 0.25～0.50 mm 处；锻丝卡环臂多呈圆形，弹性较好，一般放在观测线下 0.50～0.75 mm 处。基牙牙冠的不同形态，将影响基牙倒凹区的分布和深度。

1.2　模型预备及填塞倒凹

1.2.1　填塞不利倒凹

为了避免义齿固位体的坚硬部分或基托进入不利的倒凹区，从而影响义齿的就位和摘戴，应在制作卡环和基托之前，对基牙、余留牙和黏膜组织的倒凹进行填塞倒凹处理，以保证顺利摘戴，同时避免余留牙与基托间形成过大的间隙。

（1）填倒凹法　根据观测线确定不利倒凹后，将这些区域用石膏或蜡填平，去除倒凹。

（2）磨基托法　对模型上塑料基托覆盖的不利组织倒凹部位，用小刀刻划线条标记出这些不利倒凹的范围，将来义齿完成后塑料基托的组织面就会形成凸起的线条，即需要缓冲的部位，戴牙之前应先将其磨除。

1.2.2　加强边缘封闭

可以在模型的后堤区刮去少许石膏，也可以在模型上采取在边缘区轻轻刻线的方法，这样完成后的基托相应部位就会对该处黏膜增加压力，起到加强边缘封闭的作用。

1.2.3　模型缺隙区的处理

在模型上缺隙区的牙槽嵴区域，即义齿完成后鞍基的承托部位，均匀地铺垫一层 0.5 ~ 1.0 mm 厚的薄蜡片,以便预留出鞍基网状支架下塑料部分的空间,使塑料鞍基将网状支架充分包埋起来,有利于二者牢固结合。

1.2.4 标记铸道口

带模铸造的铸道设计,采用反插铸道时,应该用蜡在石膏工作模型上标记出铸道口的位置。一般情况下,上颌应设计在腭部顶端,下颌则应设计在口底中心,便于熔金能够直接、迅速地进入铸模腔的各个部位。

1.2.5 各种结构部件的颜色标记

为易于在模型上清楚地分辨支架结构的各个部分,可采用不同颜色的有色笔进行标记。这样有助于将设计转移到耐火材料复制模型上,并依照此标记在复制模型上制作蜡型。

1.3 翻制耐火模型

铸造通常可分为脱模铸造和带模铸造。脱模铸造是将制作好的铸造蜡型从模型上在保证不变形的情况下完整取下来,再拿去包埋铸造的方法。而带模铸造是在耐高温材料复制的模型上制作蜡型,是将蜡型连同模型一起包埋制成铸型的方法,此法主要用于大型复杂铸件。带模铸造必须复制耐火材料模型,以便铸造时模型可耐高温烧烤,故可在此耐火模型上制作蜡型并连同模型一起包埋,完成带模铸造。

1.3.1 处理石膏模型

修整石膏模型,使之大小适合铸圈的大小。用熔蜡等填凹材料填塞模型的倒凹区,并在模型缺牙区的牙槽嵴表面,或连接体的相应部位均匀地衬一层薄蜡片,使做成的连接体网状支架与模型间有 0.5 ~ 1.0 mm 的距离,以便将其牢固地包埋在塑料基托内(图 3-2)。

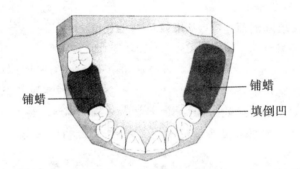

铺蜡　　　　　　　　　　　铺蜡
　　　　　　　　　　　　　　填倒凹

图 3-2　石膏模型的处理

1.3.2 复制耐火模型

(1)复制前模型的准备　将经上述处理后的模型放入水中浸透(5 ~ 10 min),复制耐火材料模型前从水中取出备用。

(2)选择合适的琼脂复模型盒　将欲复制的石膏模型置于复模型盒内,使其位于复模型盒中央,这样可以确保印模材料的厚度,以防变形(图 3-3)。将琼脂印模材料熔化均匀并冷却至 50 ~ 55 ℃ 时,从型盒一侧缓缓注入,以免出现气泡。注入的琼脂可略多一些,以补偿琼脂凝固时的体积收缩。待琼脂完全冷却后,小心取出石膏工作模型,完成琼脂印模的制作。最后要注意检查印模是否符合要求,有无气泡、裂纹,表面是否清晰、完整等。

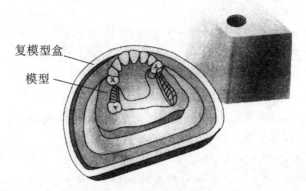

复模型盒

模型

图 3-3　石膏模型在型盒中央

(3)调拌磷酸盐包埋材料　按粉 100 g 加水 13 mL 的比例(或按厂商提供的比例)调拌磷酸盐包埋材料,灌注于琼脂印模内,注意振荡排气。待磷酸盐复模材料完全凝固后,分段切开琼脂印模,取出复制模型。

(4)烘烤　磷酸盐复制模型可以自行干燥,也可使用低温干燥箱烘干,再于120 ℃左右的蜂蜡中浸泡 15～30 s,或表面涂以熔蜡,使蜡渗入模型内,以提高模型强度和光滑度,有利于蜡型紧密贴合于铸模上及铸造时铸模腔内的空气逸出。

(5)复制模型的再设计　将石膏工作模型放回观测仪的观测台上,重新绘制出各部件的位置和形态,备用。

2　金属支架蜡型的制作

2.1　制作蜡型的基本原则

2.1.1　制作蜡型时必须遵循的原则

(1)蜡型应紧贴于模型上,表面应光滑、圆钝,无锐角、毛边或缺损。

(2)卡环臂和卡环体应呈内扁外圆形,与基牙接触面大而密合。

(3)金属与塑料连接处应为直角台阶,以保证塑料边缘有足够的厚度。

(4)连接体及加强网应呈扁平状,离开模型少许,以便塑料包埋。

(5)蜡型各部位的连接处,应牢固、平整一致。

(6)制作蜡型时应避免损坏模型,尽可能地保持模型的清洁。

(7)在不影响义齿的功能、稳定和坚固的情况下,蜡型应尽量做得小巧、精致和美观。

2.1.2　支架蜡型制作的要求

(1)卡环臂和卡环体应是内扁外圆的半圆形。卡环体部至卡环臂尖,应逐渐变细并进入倒凹区。

(2)𬌗支托呈匙形,越靠近𬌗缘处越宽、越厚,但不能影响咬合。

(3)连接体、加强丝、网状支架应呈扁平状,并距离模型 0.5 mm 以上,以便为塑料基托所包埋。

（4）连接杆，一般前腭杆宽4.0~6.0 mm，厚约1.2 mm；后腭杆宽4.0~5.0 mm，厚1.5~2.0 mm；舌杆宽2.5~3.0 mm，中份厚1.5~2.0 mm。连接杆或腭板、舌板、金属基托等与金属连接的塑料边缘有一定厚度，以免折裂、分离或折裂破碎。

2.1.3　蜡型制作的材料

有一定形态或各种规格的铸造半成品薄蜡片、蜡线条、蜡卡环和蜡网。半成品蜡使用方便，只需用火焰或用电热风软化，轻轻贴附在模型相应位置上即可。另外，也可用铸造蜡熔化后滴蜡成型。

2.2　蜡型制作

应用可熔性材料所塑制的义齿铸件的雏形，称为熔模或铸型。熔模制作常用的材料有蜡和塑料。用蜡制作者称为蜡熔模，亦称蜡型。

2.2.1　蜡型制作的常用方法

（1）成品蜡件组合法　将各种成品蜡件如蜡片、网状支架蜡、卡环蜡、蜡条等，烤软后按设计要求贴附于模型的相应位置，并确保其与耐火材料模型的贴合，组合成一整体。

（2）滴蜡成型法　用蜡刀将铸造蜡用酒精灯熔化后滴蜡成型，并适当加以修整，形成铸造所需的支架形状。

（3）成品蜡件与滴蜡成型组合法　将两种方法结合使用。

2.2.2　带模铸造支架蜡型的制作

（1）网状支架蜡型的制作　在模型的缺隙区、牙槽嵴顶部铺置网状支架蜡，此为与塑料结合的固位装置。应将蜡网适当加压，使之与模型贴合，再用热蜡刀滴蜡将蜡边缘封闭、粘固。

（2）基托蜡型的制作　可选择皱纹蜡片或光面蜡片，在设计有金属基托的位置进行铺置，并根据标记线修整基托蜡型的形状，压贴合后滴蜡封闭蜡片边缘。上颌腭侧基托，为辅助发音，大多选用皱纹蜡片。

（3）连接杆蜡型的制作　连接杆的制作最好采用半成品蜡线条，加热软化后加以修整完成：①后腭杆可选3~4 mm宽的半网状半成品蜡条；②前腭杆可选用宽约8 mm、厚约1 mm的蜡件；③舌杆可选用5 mm宽的半梨状半成品蜡条；④形状较特殊的连接杆，可使用滴蜡成型法制作蜡型。

以腭杆的制作为例，按照铸模上所画腭杆的形状，将两层薄蜡片烤软后轻轻贴于铸模上，切除多余蜡片，最后熔蜡封闭蜡片边缘（图3-4、图3-5）。

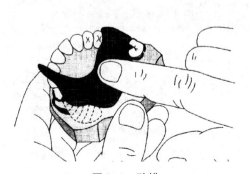
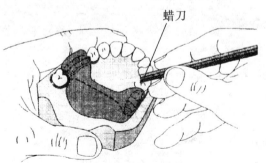

图3-4　贴蜡　　　　　　　　　图3-5　封闭蜡片边缘

（4）𬌗支托的制作　可用滴蜡成型法形成𬌗支托蜡型，并与卡环体相连接，再用蜡线条形成连接体部分。注意，不能有早接触。

（5）卡环蜡型的制作　选用与模型上基牙相适应的成品蜡卡环，加热软化后压贴在基牙恰当的位置。

（6）蜡型各部件间的连接　各个小连接体以及各个部件间的连接处，均应将蜡烫熔，使其有很好的连接，并适当修整外形和厚度，使支架蜡型连接成一整体（图3-6）。

（7）蜡型的整体修整　最后对完成的蜡型做进一步的修整、吹光。

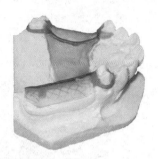
图3-6　完成的蜡型

 知识链接

牙齿雕刻与蜡型制作

　　可摘义齿支架蜡型一般是将半成品、成品的蜡件利用烤软贴合、加热滴蜡等方式在模型上制作而成的。但是，要想做成合格、理想的蜡型也并不容易，需要有扎实的蜡型制作基础，而牙齿雕刻就是制作蜡型的一项基本功。要雕刻或滴蜡塑型好一个牙冠，不仅观察力要好，要准确掌握牙体在空间的角度、方位，还要求有良好的手工操作能力。雕刻好牙齿要做到心灵、眼准、手巧。这需要大量的练习才能做到。制作支架蜡型同样需要这样的能力。完成一件工艺优良的支架蜡型，看似简单，实则需要扎实的基本功，需要付出艰辛的劳动。

2.3　安插铸道

　　铸道是金属熔融后注入铸腔内的通道。若选择设置不当，则在铸造时可发生铸造缺陷。

2.3.1　铸道的设置及应注意的问题

（1）铸道的直径　体积较大的整体铸件，其主铸道常用直径6.0～8.0 mm的圆形蜡条制作，分铸道一般用直径为1.0～1.5 mm的蜡线条制作。

（2）铸道的位置和形状　铸道的位置应选择易于熔金流入整个铸腔的部位，各级铸道均应避免形成过度弯曲，以尽量减小熔金流入时的阻碍，保证熔金能直接、顺利地进入铸模腔。

（3）储金球的体积　储金球是加在铸道上的蜡球，用以补偿铸金在冷却时的收缩，确保铸件的完整性。铸件体积大者，储金球的体积也相应增大。

（4）排气道的设置　铸件体积较大时，可应用直径约为0.5 mm的蜡线条，放在蜡型的四周形成几个排气道，目的是避免铸件铸造不全。

2.3.2 铸道的安插

2.3.2.1 铸道的形式

带模铸造法的铸道有单铸道和多铸道两种形式(图3-7)。

(1)单铸道 常用于上颌,特别是有较大面积金属基托的铸件。一般用一直径约为6 mm的圆形蜡条,安放于蜡型的后缘中份,形成单铸道。

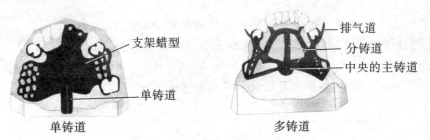

图3-7 铸道

(2)多铸道 除有直径较大的主铸道外,还有2~4个分铸道。各分铸道的长短应基本相同,以便在进行铸造时,熔化的合金可同时流至铸模腔的各个部位,故主铸道应尽量放在蜡型的中份。

2.3.2.2 铸道的安插

根据设计不同,铸道的安插有反插铸道、正插铸道、垂直铸道和螺旋铸道等类型(图3-8)。以反插铸道和正插铸道最为常用,而反插铸道需要在模型上打孔以便主铸道通过。

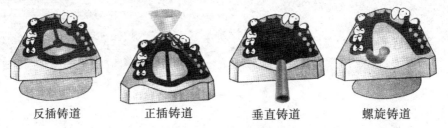

图3-8 铸道的安插

3 包埋蜡型

3.1 包埋的作用

蜡型完成后,用包埋材料将其包埋,可在加热去蜡后形成铸造所需要的铸型腔和铸道。

3.2 包埋材料的种类与选择

包埋材料应具有以下性能:①在铸造温度时不熔化、不分解,化学性能稳定;②须具有较大的温度膨胀、吸水膨胀及凝固膨胀系数,以补偿铸型和铸金冷却时的体积收缩(设置储金球);③应有足够的抗压强度,不易破碎;④不能与熔金发生化学反应;⑤加热除蜡后所形成的铸腔内表面应光滑、清晰,从而使铸造精确;⑥应有足够的透气性,以便于铸造时铸型腔的空气排出。

应按铸造合金的性质和要求选择合适的包埋材料。通常有钴铬合金或18-8铬镍不锈钢等高熔铸造合金,常用的高熔铸造合金包埋材料有正硅酸乙酯包埋材料和磷酸盐包埋材料两种。

3.3　包埋的步骤

3.3.1　包埋前的准备

（1）蜡型的清洗与脱脂　用毛笔蘸肥皂水或75%乙醇轻轻清洗蜡型表面,以除去油脂,然后用室温流水缓缓冲净,这样有利于包埋材料附着,提高包埋质量。

（2）铸圈的选择　铸圈的大小应根据铸模的体积进行选择。合适的铸圈应是:①铸圈的周径至少比铸模的周径大5 mm;②铸圈的高度比蜡型最高处高6.5 mm以上。

（3）衬垫石棉纸　在铸圈内面衬以1 mm厚的湿石棉纸,其作用是:①增加包埋材料的凝固膨胀、吸水膨胀和温度膨胀系数;②铸造时,当熔金注入铸模腔内时,有利于铸腔内的空气顺利逸出。

3.3.2　包埋方法

有一次包埋法和二次包埋法。一次包埋法是指一次性调拌足够的材料完成包埋;二次包埋法分为内层包埋和外层包埋两个步骤,先内包埋,再外包埋,最终完成包埋。究竟采用哪种方法进行包埋,可根据支架的大小和类型、高熔铸造合金包埋材料的种类等确定。

3.3.2.1　正硅酸乙酯包埋材料包埋法

正硅酸乙酯包埋材料应采用二次包埋法进行包埋。在包埋铸造支架的蜡型时不易变形。外包埋材料采用的是颗粒较大的粗石英砂,有足够的透气性,为临床常采用的包埋材料。

（1）内层包埋　将正硅酸乙酯水解液和200目的细石英砂,按1∶3的比例调和均匀,呈糊状。用小毛笔蘸取,仔细地涂在蜡型表面,将整个支架蜡型覆盖。然后不断转动模型,在其上撒布一层30~40目的粗石英砂,以吸除多余液体,并提高内包埋材料的强度和透气性。随后放入盛有浓氨水的玻璃干燥器内,氨气干燥固化处理15~20 min。取出后,再重复上述操作步骤,直至内包埋材料的厚度达到3~6 mm,完成内层包埋。

（2）外层包埋　内层包埋材料完全硬固后放置于通风处,使氨气挥发干净,套上铸圈,准备外层包埋。外层包埋材料按粗石英砂(30~40目)与熟石膏9∶1的比例,加水调和均匀后,顺铸圈内壁的一侧缓缓注入,轻轻振荡,排除气泡,直至注满铸圈。

3.3.2.2　磷酸盐包埋材料包埋法

可采用一次包埋法和二次包埋法,应根据具体需要进行选择。临床操作时,应严格调和比例,以100 g磷酸盐包埋材料与13 mL水(或专用液)调拌使用。

（1）一次包埋法　磷酸盐包埋材料的调拌和包埋,在有条件时,最好在真空调拌机内进行。其包埋后的质量高,但价格偏贵,还常需特殊的真空包埋设备。

1）根据铸模和铸圈的大小,按正常比例调和适量的材料,一次性注满铸圈,完成包埋。

2)使用真空包埋材料调拌机进行包埋时,可做一次性无圈包埋。该方法包埋时不需金属铸圈。因其没有金属铸圈的限制,故包埋材料膨胀完全,且具有较强的抗冲击能力。

(2)二次包埋法　磷酸盐包埋材料采用二次包埋法时,先内层包埋,再外层包埋。将磷酸盐包埋材料按常规比例加水调拌成糊剂,用毛笔蘸取,均匀涂刷蜡型表面,内层包埋最后达到 3～4 mm 的壳型。然后,按常规比例调拌粗石英砂和煅石膏,进行外层包埋的操作。

4　高温除蜡

4.1　高温除蜡的方法

高温除蜡的目的是去尽铸型中的水分和蜡质,使包埋材料产生温度膨胀而获得一个能补偿铸金收缩的铸型腔;还可提高铸型的温度,减小铸造时铸型与合金液之间的温度差。

高温除蜡应在蜡型包埋完成至少 2 h 以后进行。高温除蜡分为低温烘烤和高温焙烧两个阶段。首先进行低温烘烤去蜡,以去除铸型中的水分和蜡质,方法是将铸圈的铸造口向下放入电烤箱,以便熔蜡外流。如果铸道内有金属丝,等蜡型变软后拔出金属丝,逐渐加温至 300 ℃,再将铸圈的铸道口向上维持 30 min,使残存蜡质进一步燃烧和挥发干净。然后,在 1 h 内缓慢升温至 400 ℃,结束低温烘烤,继续加温进入高温焙烧阶段。

高熔合金包埋材料的铸型应焙烧至 900 ℃,维持 15～20 min,当铸圈呈赤红色时方可进行铸造。

4.2　高温除蜡的注意事项

(1)铸圈加温不能过快,以免铸圈内水分蒸发过急,造成包埋材料的爆裂。

(2)铸圈升温的程度,应根据铸金种类和包埋材料热膨胀系数之间的关系而定。

(3)不能降温后又升至预定温度才铸造,也不能在某一温度停留过久,否则会影响包埋材料的强度,降低铸件的精度和光洁度。

5　铸造

铸造是指将加热熔化了的合金通过一定的外力压入铸型腔内形成铸件的过程。

5.1　铸造合金的材料和设备

5.1.1　材料

铸造支架常用的金属包括 18-8 镍铬不锈钢、钴铬合金、钛合金等高熔合金,其熔点在 1 300 ℃以上。

5.1.2　设备

5.1.2.1　热源

(1)高频感应加热　其原理是利用高频交流电产生的磁场,使被加热电流的金属内产生感应电流。温度可达 1 400 ℃以上。具有熔金速度快、合金熔化均匀、元素烧损少、无弧光、操作简便及成功率高等优点,是现在广泛采用的热源。

(2)直流电流加热　通过电极发生的电流产生弧放电,弧放电产生的高热将金属熔化,电弧中心的最高温度可达 4 000 ℃以上。现多用于真空和真空加压条件下的铸造。

(3)乙炔吹管加热　乙炔为可燃气体,氧气是助燃气体,温度可达 3 750 ℃。

5.1.2.2　铸造机

铸造机是被广泛采用的铸造设备。

(1)高频感应离心铸造机　离心铸造采用电动机式离心系统,其优点是具有较高的初速度,操作方便,铸造成功率高,速度快而均匀,金属元素烧损少,噪声小。

(2)真空吸引铸造机　利用真空铸造炉的真空负压作用,等金属熔化后,对半坩埚的下部会分开,将熔化的金属吸入铸模腔内,并加上熔化合金的重力作用,形成铸件。

(3)真空充压铸造机　也是利用真空负压作用,将熔化的金属吸入铸模腔内,但随即又注入惰性气体加压,铸成高致密度的铸件。真空充压铸造机的铸造成功率极高。

若选用钛或钛合金铸造义齿的支架,则应使用专用的牙科铸钛机进行铸造。首选真空铸造的方法。

5.2　铸造程序

5.2.1　铸造方法

有离心铸造、吸引铸造、真空充压铸造三种铸造方法。

(1)离心铸造　其工作原理是利用发条的弹力或电动机的牵引,通过中心轴带动水平杆(旋转臂)或垂直杆(旋转臂)的转动产生离心力,从而将熔化的合金注入铸型腔内。离心铸造既适用于高熔合金,也适用于低熔合金。

(2)吸引铸造　又称真空铸造。利用真空铸造炉的真空负压作用,待金属熔化后,对半坩埚的下部会分开,将熔化的金属吸入铸型腔内,加之熔化合金的重力作用,从而形成铸件。

(3)真空充压铸造　也是利用真空负压作用,将熔化的金属吸入铸型腔内,随即注入惰性气体加压。利用这种压力使熔化的合金液注满整个铸型腔。其铸造成功率极高,但应注意加压的强度,否则会导致铸造缺陷。

5.2.2　铸造时应注意的问题

(1)合金的投入量应略大于实际所需量　既要保证有足够的合金使铸件完整,又不多浪费金属。

(2)合金的摆放形式应正确　特别是在使用高频感应式熔金时,要求合金块之间紧密接触。块状合金可采用叠放法,便于热传导。

(3)熔化合金之前应对坩埚进行预热　目的是缩短合金的熔化时间,减少合金氧化。

(4)铸造温度应略高于合金的熔点　目的是使金属完全熔化,具有良好的流动性。但过度熔化会造成合金中的低熔成分被烧损,金属的物理性能下降,引起铸造缺陷。

5.2.3　铸件的冷却

铸件的冷却方式和速度与保持和提高铸件的性能有密切的关系。镍铬不锈钢浇铸后应立即投入冷水中淬火,使金属具有较好的抗腐蚀能力。钴铬合金浇铸后,将铸圈自然冷却到400 ℃以下,再从包埋材料中取出铸件,让其自然冷却至室温。若为钛或钛合金铸件,浇铸后应采用急冷方式,以减少铸件表面氧化层的厚度。

铸件冷却后,用小锤敲击铸型包埋材料,从中取出铸件,然后准备对铸件进行清理。

6 金属支架的研磨、抛光

参见项目一。

任务指导:学生在教师指导下独立完成支架蜡型的制作以及包埋等操作,有条件时可以进行铸造、打磨等步骤。

(四)任务6~9的完成

同项目一,只是在进行任务6时要先将铸造好的支架戴到模型上,再排列人工牙和铺基托。

三、项目总结

(一)任务汇总

略。

(二)知识总结

项目三的案例与项目一的案例设计相似,只不过其支架为铸造支架,所以做出设计如下:在 5̄7̄ 两个基牙上分别设计铸造三臂卡环,鞍基基托适当伸展,以分担一定的𬌗力,大部分𬌗力由𬌗支托传递给 7̄5̄ 两个基牙,但需要基牙健康,能承受𬌗力。同时注意就位道的设计。此种设计仍属于基牙、黏膜共同支持的混合型可摘局部义齿。

任务2~4的完成与操作与项目一中任务2~4的方法基本相同,不再赘述。主要是任务5支架的铸造(包括支架蜡型的制作和支架蜡型的铸造)需要根据项目一中任务5部分的理论知识并按照实践指导来练习操作,最后在教师指导下学生独立完成支架蜡型的制作以及包埋等操作。

在制作过程中,不仅要按各个任务的先后顺序操作,更应该注意每个任务完成的质量,完成后要按照技术指标严格检查评判。

(三)实施步骤

1. 6̄ 缺失可摘局部义齿的设计。

2. 口腔检查。

3. 口腔准备。

4. 基牙预备。

5. 支托凹预备。

6. 制取印模。

7. 灌注模型。

8. 上𬌗架。

9. 模型设计。

10. 铸造支架制作。

11. 人工牙排列与基托蜡型的制作。

12. 装盒及热处理。

13. 打磨、抛光。

14. 模型试戴。

(四) 主要技术指标

与项目一基本一致,现将不同之处列举如下。

支架蜡型制作的要求:

(1)卡环臂和卡环体应是内扁外圆的半圆形。卡环体部至卡环臂尖,应逐渐变细并进入倒凹区。

(2)拾支托呈匙形,越靠近拾缘处越宽、越厚,但不能影响咬合。

(3)连接体、加强丝、网状支架应呈扁平状,并距离模型 0.5 mm 以上,以便为塑料基托所包埋。

(五) 项目在实际工作中的意义

项目三是在前两个项目的基础上学习铸造支架在可摘局部义齿中的应用,其重点在铸造技术。近年来铸造技术在口腔修复工作中占主导地位,所以学习项目三在实际工作中有着十分重要的意义。

四、实践指导

项目三的各项任务、操作步骤与项目一基本相同,现将不同之处列举如下。

"铸造支架制作"实践指导

【目标和要求】

1. 初步掌握带模整体铸造的铸模复制方法。

2. 了解耐火铸模材料(磷酸盐)与复模材料的组成及理化性质。

3. 初步掌握铸模浸蜡及带模铸造支架蜡型的制作方法。

4. 熟悉带模铸造的焙烧和铸造方法。

5. 掌握铸件的打磨与抛光。

【内容】

1. 示教模型设计、填塞倒凹。

2. 示教应用耐火材料复制铸模。

3. 示教蜡型的制作与包埋。

4. 示教铸型的焙烧、铸造及铸件的打磨、抛光。

5. 学生按示教内容完成操作。

【器材】

观测仪、高频感应电熔离心铸造机、钴铬合金、烤箱、电解液、电解仪、电炉、琼脂复模型盒(或大煮牙盒)、振动器、浇铸口形成器、温度计、黑色铅笔、红色铅笔、蓝色铅笔、雕刻刀、蜡刀、水门汀调拌刀、小排笔、橡皮碗、搪瓷碗、琼脂、正硅酸乙酯高熔包埋材料(或磷酸盐包埋材料)、薄蜡片、网状蜡、各型蜡线、酒精灯、小毛巾、加色人造石(或石膏)、$\sqrt{6}$ 缺失石膏工作模型及对颌模型、砂片、各种类型的砂石针、布轮或绒轮、抛光膏、喷砂机、技工打磨机、微型电机、金属切割机、超声波清洗机、电解抛光机、蒸气清洗机等。

【方法和步骤】

1. 示教

(1)模型设计、填倒凹　参考项目一,但缺牙区鞍基部分设计网状支架,需在模型缺牙区铺一层厚约 0.5 mm 的蜡片(或贴一层胶布),以使制成的铸件与模型间保持一定间隙,铸件连接部分能牢固地包埋于塑料基托内。

(2)复制耐火材料铸模

1)翻制琼脂印模　①将琼脂印模材料加热,使其熔化,待全部熔化均匀后,自行缓慢降温至 50~55 ℃。②将适宜温度的琼脂印模材料从复制型盒上端的喂料孔中,以缓慢、小水流式的速度灌入型盒中。③灌注 20 min 后,将复制型盒置于水中冷却,水深约为型盒高度的 1/3,20 min 后再加水,使整个型盒浸泡于其中,直至琼脂完全凝胶后从水中取出。也可以将复制型盒置于室温下自然冷却至完全凝胶,此法一般只宜在冬季使用。④将工作模型从琼脂印模中取出,检查印模有无裂隙、气泡等不足之处。如不符合要求,则需重新翻制琼脂印模。

2)灌注耐火材料模型　取适量的磷酸盐材料,按生产厂家规定的粉液比例调拌耐火材料,在 30~60 s 内充分调拌均匀,立即注入复制型盒的印模内,同时开启振荡器,直至注满阴模。灌注好的铸模放置 30~45 min 至完全凝固后,方可从印模中脱出。

(3)蜡型制作与包埋

1)浸蜡　将铸模放入 80~100 ℃ 干燥箱内干燥 2 h(或自然干燥),取出;放入已熔沸的蜂蜡中浸泡 15~30 s,取出铸模;放入 100 ℃ 烘箱中烘烤,使模型均匀吸收蜡液后,取出铸模;自然冷却后备用。

2)制作支架蜡型(熔模)　①根据工作模型上的设计,用有色铅笔将设计方案复绘在耐火材料模型上。②选择一厚度适宜的薄蜡片(或皱纹蜡片)烘软,在划定的基托范围内,用手指压蜡片,使之与模型贴合,用蜡刀切除多余部分,并封闭其边缘。③在缺隙区牙槽嵴顶部铺置网状连接体。④制作与塑料基托连接的台阶。⑤选用成品卡环蜡条,形成卡环臂、连接体、支托,滴蜡使之连成整体。⑥卡环臂、连接体等部位用喷灯喷光,安插铸道。

3)铸道的设置　在两个基牙的近缺隙侧殆缘的卡环体上各放一直径为 2 mm 的辅铸道,与主铸道相连并形成储金球,然后再用直径 3~4 mm 的蜡线形成主铸道,并将其用蜡垂直固定在铸造座上。①蜡型去脂:用毛笔蘸酒精或肥皂水轻轻洗去蜡型和铸模表面的油脂,再用无压力的清水冲洗干净。②选择铸圈:根据铸模大小选择合适的铸圈,要求铸圈周径较铸模大 5 mm 以上,铸圈上缘距蜡型最高点约 10 mm,在铸圈内壁衬以约 1 mm 厚的石棉纸。

4)蜡型的包埋　将正硅酸乙酯水解液和 200 目的细石英砂,按 1:3 的比例调和成均匀糊状,用小毛笔蘸取,仔细地涂在蜡型表面,将整个支架蜡型覆盖。然后不断转动模型,在其上撒布一层 30~40 目的粗石英砂,以吸除多余液体,并提高内层包埋材料的强度和透气性。随后放入盛有浓氨水的玻璃干燥器内,氨气干燥固化处理 15~20 min。取出后,再重复上述操作步骤,直至内层包埋材料的厚度达到 3～6 mm。内层包埋材料完全硬固后放置于通风处,使氨气挥发干净,套上铸圈准备外层包埋。外层包埋材料按粗石英砂(30～40 目)与熟石膏 9∶1 的比例,加水调和均匀后,顺铸圈内壁的一侧缓缓注入,轻轻振荡,排除气泡,直至注满铸圈。

(4)焙烧、铸造与打磨、抛光

1)焙烧　包埋材料硬固后,将铸圈成型座取下,铸孔向下置于电阻炉内烘烤,逐渐加温至 400 ℃,维持约 0.5 h,去除蜡质。然后继续加热至 900 ℃,维持 20 min,待铸圈呈一致性赤红色时,即可准备铸造。

注意事项:①铸圈升温不可太快,以防水气蒸发过快,包埋材料爆裂;②铸圈升达预定温度后,不能停留过久或降温后再升温铸造,否则将影响包埋材料的强度,并会降低铸件精确度和光洁度。

2)高熔合金铸造　采用高频感应铸造机铸造法。将适量高熔合金 18-8 铬镍不锈钢或硬质钴铬合金置于高频感应铸造机坩埚内,从电炉内取出焙烧好的铸圈,调整平衡砣,严格按铸造机操作程序和方法完成铸造。

18-8 铬镍不锈钢铸造后,立即将铸圈投入冷水中快速冷却,以提高其抗腐蚀性能;钴铬合金则可自然冷却至常温。

3)打磨及抛光

清除包埋材料:用小木槌轻轻敲打铸圈,取出铸件,再用适当器械初步去除铸件上的包埋材料。

喷砂:用手动喷砂机从不同角度利用压缩空气将 100～150 目的金刚砂(碳化硅),以 50～70 m/s 的速率从喷枪中射到铸件表面,除去铸件表面的残留包埋材料和氧化膜。抛光后关闭工作开关,关闭电源。

切除铸道:用金属切割机、技工打磨机或微型电机等驱动高速马达带动金刚砂片、刀边石,切除铸道或防变形丝。

打磨铸件:用技工打磨机或微型电机安装砂轮和各种形状的长柄砂石针,由粗到细磨除铸件过厚和表面不平整部分、粗糙边缘及组织面小结节,使支架各部分达到设计要求的厚度和外形。当支架与模型完全贴合后,用细砂纸卷或橡皮砂轮进一步磨光。

化学电解抛光:将电解液配制好后,加温预热至 60～70 ℃,再把铸件挂在正极上放入电解槽内,电解时间为 2～5 min。从槽内取出铸件,放入 70～80 ℃ 的 10% 氢氧化钠溶液中,处理 10 min,然后用流水冲洗、干燥。

机械抛光:用抛光机或微型电机安装干绒轮或橡皮轮,蘸高熔合金抛光剂(氧化铬),从不同角度进行最后抛光。

清洗:用超声波清洗机、高压蒸汽机或酒精清除金属支架表面的污物及抛光膏。

(5)排牙(或塑牙)及完成义齿蜡型　将支架放回原模型试戴。如有不贴合,应找到原因进行磨改,直至支架与模型完全贴合,并依对颌模的咬合关系调磨早接触点。用蜡将支架固定在模型上,按设计铺设蜡基托并在缺牙区形成蜡堤,趁蜡堤尚软时与对颌模做正中咬合,根据咬合印迹和缺牙解剖外形雕塑蜡牙并完成义齿蜡型。亦可选择合适的成品人工后牙,经调磨后按排牙原则完成排牙和义齿蜡型。

(6)装盒、去蜡、填塞塑料、热处理以及开盒、打磨等　步骤方法同前面的项目。

2.学生操作　按示教内容进行操作。

【注意事项】

1.熔化琼脂印模材料时,可加少量水,以补偿蒸发的水分。

2.灌注模型时须防止气泡的产生。

3.复制过程中要避免损伤模型。

4.蜡型应与模型密合。

5.注意铸道安插的部位。

6.包埋时须防止气泡的产生。

7.焙烧铸圈时避免升温过快,以防铸圈爆裂。

8.打磨时要由粗到细,适当加压,避免破坏铸件。

9.试戴时用力轻柔,不能损伤模型。

五、复习题

1.试述制作项目三支架蜡型的方法、步骤。

2.按顺序说出铸造支架的步骤。

3.简述铸造过程中正硅酸乙酯的二次包埋法。

4.简述 18-8 铬镍不锈钢烘烤、焙烧及铸造后冷却的方法。

5.简述如何用琼脂翻制耐火模型。

6.简述铸造金属支架打磨、抛光的步骤。

（张　勇）

项目四

铸造支架法制作 $\overline{8765|5678}$ 缺失可摘局部义齿

学会用铸造支架法制作 $\overline{8765|5678}$ 缺失可摘局部义齿的基本原理、操作步骤及基本操作技能。

1. 熟悉类似于 $\overline{8765|5678}$ 缺失的游离缺失病例的设计原理。

2. 掌握 $\overline{8765|5678}$ 缺失铸造支架蜡型的制作方法和步骤。

3. 进一步练习支架蜡型制作的基本技能。

一、项目分析及各个任务的排列程序

(一) 项目分析

1. 项目的结构　本项目的结构由相关基础理论和一系列的操作过程（任务）所构成，包括：

（1） $\overline{8765|5678}$ 缺失可摘局部义齿的设计原理。

（2）修复前的准备：①口腔检查；②口腔准备；③基牙预备；④支托凹预备。

（3）铸造支架法制作 $\overline{8765|5678}$ 缺失可摘局部义齿的制作工艺过程：①制取印模和灌注模型；②确定颌位关系；③上𬌗架；④模型设计；⑤制作支架蜡型；⑥铸造支架；⑦人工牙排列与基托蜡型的制作；⑧装盒及热处理；⑨打磨、抛光；⑩模型试戴。

2. 项目的主要作用　分别完成 $\overline{8765|5678}$ 缺失可摘局部义齿的基本结构，包括铸造支架（固位体及连接体）、人工牙（假牙）和基托各部分的制作及相应的工艺处理，最后达到修复患者缺牙、恢复患者的咀嚼功能和美观功能的目的。

3. 项目的技术指标　铸造支架（固位体及连接体）、人工牙（假牙）和基托各个部分及工艺均要达到一定的技术指标和行业标准（见项目总结）。

(二) 各个任务的排列程序

任务1　下颌 $\overline{8765|5678}$ 缺失可摘局部义齿的设计。

任务2　修复前的准备。子任务：①口腔检查；②口腔准备；③基牙预备；④支托凹预备。

　　任务3　制取印模和灌注模型。子任务：①制取印模；②灌注模型；③上𬌗架。

　　任务4　模型设计。子任务：①画出各基牙的观测线；②选择卡环的类型及粗细，确定卡环臂进入倒凹的深度；③在模型上用有色笔画出固位体的位置和形态、卡环臂的走向、𬌗支托的位置和大小等；④画出大连接体、小连接体、网状支架的位置，并确定组织倒凹，以便以后缓冲；⑤最后画出基托的边缘线，完成模型设计。

　　任务5　支架的铸造。子任务：①支架蜡型的制作；②支架蜡型的铸造。

　　任务6　人工牙排列与基托蜡型的制作。子任务：①排列人工牙；②铺蜡；③压制成型；④边缘烫熔封闭；⑤雕刻外形。

　　任务7　装盒及热处理。子任务：①装盒；②热处理。

　　任务8　打磨、抛光。子任务：①打磨；②抛光。

　　任务9　模型试戴。

二、各任务的完成过程及其相关理论知识

(一)任务1的完成

　　任务：8765|5678 缺失可摘局部义齿的设计。

　　任务指导：在实训课上先由学生设计多种方案，最后由教师做结论性讲解、总结。根据项目一中设计的基本理论，做出设计如下：

　　方案1：这是肯氏分类法一类缺失的案例。由于双侧 8|8 不再需要修复，所以只需修复双侧 765|567 共六个牙单位。鉴于要保护双侧末端基牙 4|4，所以在 4|4 上放置回力卡环，其为应力缓冲式固位体，包含有近中𬌗支托，可以避免基牙向远中受力倾斜。另外，由于回力卡环的远中部分与鞍基没有直接相连，所以义齿在承受𬌗力时相当一部分𬌗力将传递给鞍基下方的黏膜与牙槽骨，这样也减轻了基牙的负荷，起到了保护末端基牙的作用。此外，用舌杆将两侧义齿连接起来，既增强了义齿的坚固性，又增加了义齿的稳定性，还减轻了异物感。此种设计属于基牙、黏膜共同支持的混合型可摘局部义齿。

　　方案2：可以在 4|4 上放置与回力卡环作用相似的 RPA 或 RPI 卡环组，其结构包括圆环形固位卡臂（RPA 卡环组）或 I 杆（RPI 卡环组）、近中𬌗支托及远中邻面板。其与回力卡环一样，均可保护末端基牙。两侧可以用舌杆和连接杆连接成一个整体。

　　总结：无论哪一种设计，对于双侧游离缺失义齿来说，既应有直接固位体的固位作用，又要有间接固位体的稳定和固位作用，还要有连接体的加强、连接作用；既要保护末端基牙，又要将𬌗力在基牙和黏膜之间进行合理分配，使整个义齿的设计协调、平衡。

(二)任务2~9的完成

　　均与项目三的方法基本相同，在此不再赘述。只是在制作支架蜡型时要特别注意，回力卡环、RPA 或 RPI 卡环组的制作工艺要细致、精良。

三、项目总结

（一）任务汇总

略。

（二）知识总结

项目四与项目三除了在设计方法上不同以外，其余部分基本相同，所以不再赘述，可参考项目三的任务及操作制作义齿。在此仅将项目四的设计再作一小结。

在本项目任务 1 中，两种设计方案均属于支架式混合支持式义齿。由于基牙相对健康，所以其连接方式采用支架连接而不是大基托连接。基牙上的支托将部分𬌗力传递给基牙，所以减轻了黏膜上的压力。这样设计的好处是义齿轻便、舒适、异物感小，且坚实、不易折断，但前提是基牙必须健康，即可以在其上放置支托以承担𬌗力，所以基托面积就可以适当减小了。对于双侧游离缺失义齿来说，既应有直接固位体的固位作用，又要有间接固位体的稳定和固位作用，还要有连接体的加强、连接作用；既要保护末端基牙，又要将𬌗力在基牙和黏膜之间进行合理分配，使整个义齿的设计协调、平衡。

在制作过程中不仅要按各个任务的先后顺序操作，更应该注意每个任务完成的质量，完成后要按照技术指标严格检查评判。

（三）实施步骤

1. 下颌 8765|5678 缺失义齿的设计。

2. 口腔检查。

3. 口腔准备。

4. 基牙预备。

5. 支托凹预备。

6. 制取印模。

7. 灌注模型。

8. 上𬌗架。

9. 模型设计。

10. 铸造支架制作。

11. 人工牙排列与基托蜡型制作。

12. 装盒及热处理。

13. 打磨、抛光。

14. 模型试戴。

（四）主要技术指标

与项目三基本一致，主要不同之处是，项目四的支架蜡型体积较大、形态复杂，特别是制作回力卡环、RPA 或 RPI 卡环组蜡型时要求更加精确，应尽量减少误差。

（五）项目在实际工作中的意义

项目四是较复杂的口腔修复临床工作项目，不仅包含可摘义齿的修复原理和铸造技术，而且要求操作更精准熟练,也是口腔修复实际工作中常见的重要修复项目。熟练掌握项目四的制作,标志着学生在口腔修复工作方面已经具有一定的技能水准。

四、实践指导

参考项目三。

五、复习题

1. 试说出制作 $\overline{8765|5678}$ 缺失可摘局部义齿的一种设计方案及设计原理。

2. 简述 RPI 卡环各部件的作用。

（李　淳）

项目五

全口义齿的制作

学习目标

学会全口义齿制作的基本原理、操作步骤及基本操作技能。

1. 熟悉全口义齿制作的基本原理。

2. 掌握全口义齿的制作方法和步骤。

3. 训练全口义齿排牙技术、蜡型制作的基本技能。

一、项目分析及各个任务的排列程序

(一)项目分析

1. 项目的结构　本项目的结构由相关基础理论和一系列的操作过程(任务)构成,包括:

(1)全口义齿、无牙颌的基础知识。

(2)修复前的准备:①无牙颌的口腔检查;②无牙颌的口腔准备。

(3)全口义齿的制作工艺及技术:①制取印模和灌注模型;②制作殆托;③记录颌位关系;④上殆架;⑤人工牙排列及基托蜡型的完成;⑥装盒及热处理;⑦打磨与抛光。

2. 项目的主要作用　按照无牙颌的特点及殆学的基本原理完成全口牙列的修复,最后达到修复患者缺牙、恢复患者的咀嚼功能和美观功能的目的。

3. 项目的技术指标　在牙齿排列方法、蜡型雕刻及工艺上均要达到一定的技术指标和行业标准(见项目总结)。

(二)各个任务的排列程序

任务1　制取无牙颌印模和灌注模型。子任务:①制取无牙颌印模;②灌注模型。

任务2　制作殆托。子任务:①处理模型;②制作殆托。

任务3　记录颌位关系。

任务4　上殆架。

任务5　排列人工牙与制作基托蜡型。子任务:①基托边缘烫熔封闭;②排列人工牙;

③压蜡成型;④雕刻外形及基托抛光。

　　任务6　装盒及热处理。子任务:①装盒;②热处理。

　　任务7　打磨、抛光。子任务:①打磨;②抛光。

　　任务8　试戴。

二、各任务的完成过程及其相关理论知识

(一)任务1的完成

任务:制取无牙颌印模和灌注模型。

子任务:①制取无牙颌印模;②灌注模型。

▶▶**相关理论知识** 5-1

全口义齿制作的基础知识

1　全口义齿和无牙颌

　　全口义齿是指为牙列缺失患者恢复口、颌面部形态、功能而制作的修复体。

　　牙列缺失是指患者上颌或(和)下颌的天然牙全部缺失。牙列缺失的最常见病因是牙周病和龋病,多见于老年人。另外,老年人口腔生理性退行性改变,牙及颌骨的炎症、外伤、肿瘤、不良修复体和发育障碍等也可以导致牙列缺失。

　　全口义齿由人工牙和基托组成,根据使用的基托材料不同可分为树脂基托义齿和金属基托义齿。全口义齿不仅恢复了患者的咀嚼功能,还恢复了正常的垂直距离和面部形态,其基托部分主要起固位、稳定、支持、美观等作用,而人工牙则兼具咀嚼、美观和辅助发音的重要作用。

1.1　牙列缺失后的组织改变

1.1.1　颌骨的改变

　　牙列缺失后,上下颌骨会发生牙槽嵴的吸收以及形状和大小的改变。在牙缺失后前3个月吸收最快,3~5个月吸收速度减慢,6个月后吸收速度明显下降,2年后吸收速度趋于稳定。但是,以后牙槽嵴的吸收将持续终生,每年约吸收0.5 mm。所以,一般修复的时机宜选择在拔牙3个月后,如过早制作义齿,由于牙槽嵴的吸收尚不稳定,完成后的义齿基托与黏膜间会在较短的时间就出现间隙,从而影响义齿固位。

　　(1)颌骨的改变　上颌牙槽嵴的改变是外侧骨板吸收快于内侧骨板,吸收方向为向上向内,牙弓逐渐变小,牙槽嵴变低、变窄,腭穹隆降低、变浅;下颌牙槽嵴的改变是内侧骨板吸收快于外侧骨板,吸收方向为向下向外,下颌牙弓逐渐变大。

　　(2)牙槽嵴的吸收与义齿修复的关系　牙槽嵴的持续吸收情况与义齿修复与否以及修复效果好坏有关。未做全口义齿修复者,由于上下颌骨得不到足够的功能刺激,牙槽嵴萎缩程度反而较义齿修复者严重。但局部颌骨受力过大,牙槽嵴吸收也会较快,因此,一般情况下,一副普通的全口义齿,使用3~4年应进行必要的

调𬌗和衬层处理,使用 7~8 年应予以重新修复。

1.1.2 软组织的改变

牙槽嵴不断吸收,使附着在颌骨上的唇、颊、舌系带与牙槽嵴顶的距离变短甚至与之平齐,呈现唇、颊、舌沟变浅的现象。

面颊部软组织由于缺乏硬组织的支持,失去正常的张力和弹性而内陷,上唇丰满度差,面下 1/3 高度变短,颏部前突,口角下垂,鼻唇沟加深,口周皮肤放射状皱褶增多,呈苍老面容。口腔黏膜因失去正常的张力和弹性,发生萎缩,变薄变平,对疼痛和压力的敏感性增强。

牙列缺失后,舌失去牙列的限制,向前向外扩张,舌体变大,会影响下颌义齿的固位和稳定。

1.1.3 颞下颌关节的改变

颞下颌关节是左右联动关节,其生长发育在 20 岁左右停止,但其软硬组织将终生改变,称为改建。即颞下颌关节的结构可以随咬合变化而改建,并最终导致其形态发生明显的改变。

(1)颞下颌关节的增龄性变化　主要表现为关节结节由于骨质的吸收而变得低平,关节结节后斜面斜度变大,关节窝变浅,关节盘变厚,髁状突表面各层组织出现一定的退行性变,皮质骨增厚,骨髓腔变小。

(2)无牙颌患者颞下颌关节的变化　无牙颌患者由于牙列缺失,失去了稳定的牙尖交错位,所以引起颌位关系的不稳定,导致髁突在关节窝内的位置不确定。同时,由于牙列的缺失,受到提下颌肌的牵拉,颞下颌关节向后上移位,这都可能引起关节的改建与形变以及骨关节病。

1.2 无牙颌的解剖标志

牙列缺失患者的上下颌称为无牙颌(图 5-1)。

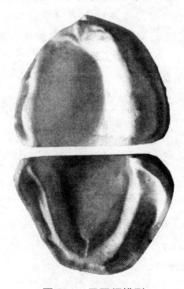

图 5-1　无牙颌模型

1.2.1 无牙上颌的解剖标志

无牙上颌的解剖标志如图5-2所示。

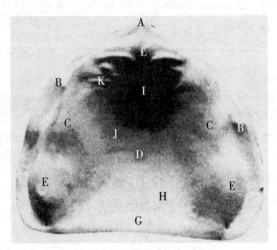

图5-2 无牙上颌的解剖标志

A.唇系带 B.颊系带 C.牙槽嵴 D.腭中缝
E.上颌结节 F.翼上颌切迹 G.软腭 H.腭小凹
I.上颌硬区 J.硬腭 K.腭皱襞 L.切牙乳突

（1）上颌牙槽嵴　呈弓形，为上牙列缺失后牙槽骨逐渐吸收形成。其上覆盖黏膜，表层为高度角化的鳞状上皮，是承受义齿压力的主要区域。承受义齿压力的大小与牙槽嵴的丰满程度以及黏膜的弹性、厚度和移动性等有关。

（2）上颌唇系带　位于口腔前庭内上颌牙槽嵴唇侧正中矢状线上的一扇形或线形黏膜皱襞，是口轮匝肌在颌骨上的附着处。系带的活动范围对上颌全口义齿的固位有影响。因此，无牙颌制取印模时上唇需要适当的肌功能修整，以反映上颌唇系带的活动范围。另外，义齿基托边缘在此应形成 V 形凹陷切迹，以适应系带的活动，有利于义齿的固位。

（3）上颌颊系带　位于无牙颌相当于前磨牙牙根处，呈扇形附着在牙槽嵴顶的颊侧黏膜皱襞，是提口角肌的附着处，数目不定。义齿基托边缘在此处应做切迹，以适应系带的活动，有利于义齿固位。

（4）上颌前弓区　以颊系带为界限将口腔前庭分为前弓区和后弓区，唇颊系带之间的区域为前弓区，颊系带以后的区域为后弓区。前弓区的结缔组织疏松，无肌肉直接附着，在不影响上唇活动的情况下，应尽量将义齿唇侧基托伸展至黏膜皱襞，以获得良好的边缘封闭作用，有利于义齿固位。

（5）颧突　位于后弓区内相当于上颌第一磨牙根部的骨突起，有颊肌附着，表面覆盖黏膜。由于是骨突区，为避免患者戴义齿后出现疼痛或使义齿以此为支点前后翘动，应对与之相应的基托组织面做适当缓冲。

（6）上颌结节　是上颌牙槽嵴两侧远端的球状骨突，表面有黏膜覆盖。颊侧多有明显的倒凹与颊黏膜之间形成颊间隙。上颌义齿基托的颊侧翼缘应覆盖上颌结节并充满此间隙，以利于义齿的固位和稳定。

（7）翼上颌切迹　位于上颌结节之后,是蝶骨翼突与上颌结节后缘之间的骨间隙,表面覆盖黏膜,形成软组织凹陷,是上颌全口义齿两侧后缘的界限,可以形成良好的边缘封闭作用。

（8）切牙乳突　位于腭中缝的前端,上颌中切牙的腭侧,为一梨形或卵圆形的软组织突起。其下为切牙孔,有鼻腭神经和血管通过。因此,覆盖该区的义齿基托组织面应做适当缓冲,以免压迫切牙乳突产生疼痛(图5-3)。

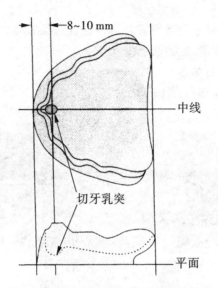

图5-3　上中切牙唇面与切牙乳突的关系

（9）腭皱襞　位于上颌腭侧前部腭中缝的两侧,为不规则的波浪形软组织横嵴,有辅助发音的功能。

（10）腭穹隆　呈拱形,由软、硬腭组成,硬腭在前部。腭穹隆的形态可以分为平坦形、高拱形和中等形三种。

（11）上颌硬区　位于上颌腭穹隆中部的前份,骨组织呈嵴状隆起,又称上颌隆突或腭隆突。表面覆盖黏膜较薄,受压后易产生疼痛或成为支点,因此,覆盖该区的基托组织面也应适当缓冲。

（12）腭小凹　是口内黏液腺导管的开口,位于腭中缝后部两侧,软、硬腭连接处的稍后方,为并列的两个小凹,左右各一个。上颌全口义齿的后缘一般应在腭小凹后2 mm处。

（13）颤动线　位于硬腭与软腭的交界部位。当患者发"啊"音时此区出现轻微的颤动现象,故又称"啊"线。颤动线可分为前颤动线和后颤动线。前颤动线在硬、软腭连接区,约在两侧翼上颌切迹与腭小凹的弧形连线上;后颤动线在软腭腱膜和软腭肌的连接区。在制取印模时,前后颤动线之间的区域可以稍加压力,作为上颌全口义齿后缘的封闭区,为后堤区。此区宽2~12 mm,平均8.2 mm,有一定的弹性。当印模加压不足时,可以削除前颤动线略后方模型表面的石膏,使完成后的上颌全口义齿基托后缘组织面形成轻微的隆起,所以,当处理过的全口义齿基托戴入口腔就位后,基托组织面相应区域就会对后堤区黏膜产生轻微压迫,起到边缘封闭作用,从而获得义齿良好的固位。此操作称为后堤区的处理。后堤区因腭部的形状不同而分为以下三种类型。

硬腭平坦形,硬腭平坦,向后延伸进入软腭后稍下垂,硬软腭呈近似水平连接,后堤区较宽,义齿基托可向后伸展,对固位最为有利。

硬腭高拱形,硬腭高拱,软腭向下弯曲明显,硬软腭近似垂直连接,基托无法充分向后延伸,故后堤区较窄,不利于固位。

中间形,硬腭形状介于上述两者之间,硬、软腭呈弧线连接,后堤区宽窄适度.义齿基托可适当向后伸展,对固位也有利。

1.2.2　无牙下颌的解剖标志

无牙下颌的解剖标志如图5-4所示。

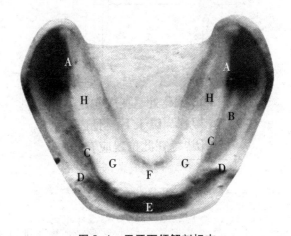

图5-4　无牙下颌解剖标志

A.磨牙后垫　B.外斜嵴　C.牙槽嵴　D.颊系带

E.唇系带　F.下颌舌系带　　G.下颌隆突　H.下颌舌

骨嵴

（1）下颌牙槽嵴　呈弓形,但由于下颌单位面积所承受的𬌗力比上颌大,故下颌牙槽骨易发生严重吸收呈现刀状或低平状,造成下颌全口义齿固位和稳定性差,还容易出现局部压痛。

（2）下颌唇系带　是位于下颌牙槽嵴唇侧正中矢状线上的黏膜皱襞。为了不影响其正常活动,义齿基托边缘应在此处形成切迹。

（3）下颌颊系带　位于无牙颌相当于下颌前磨牙牙根部的颊侧黏膜皱襞,下颌全口义齿基托边缘在此处应形成切迹。

（4）下颌前弓区　是位于下颌唇颊系带之间的区域。在不影响下唇活动的情况下,义齿基托边缘在此区应适当伸展。

（5）颊侧翼缘区　位于下颌后弓区,在下颌颊系带与嚼肌下段前缘之间。外界是下颌骨外缘,内侧是牙槽嵴的颊侧斜坡,前缘是颊系带,后缘是磨牙后垫。此区面积较大,骨质致密。骨吸收平坦时又叫颊棚区。义齿基托在此区可有较大的伸展,有利于义齿固位和承受殆力。

(6)远中颊角区　位于嚼肌前缘颊侧翼缘区后方。因受嚼肌前缘活动的影响,义齿基托边缘不能伸展过多,否则会引起义齿脱位和压痛。

(7)磨牙后垫　位于下颌第三磨牙远中牙槽嵴远端的黏膜软垫,呈梨形、圆形或卵圆形,覆盖在磨牙后三角上,是下颌全口义齿的后界封闭区。下颌全口义齿基托后缘应位于磨牙后垫的前1/3~1/2处。

(8)舌系带　位于口底的中线部,是连接口底和舌腹的黏膜皱襞,动度较大。下颌全口义齿舌侧基托边缘应在此处形成切迹,以免影响和限制舌活动,损伤舌系带或造成义齿脱位。

(9)下颌隆突　是位于下颌前磨牙区舌侧的骨突。可见于单侧或双侧,形状和大小不一,表面覆盖黏膜较薄,受压易产生疼痛,与之相应的基托组织面应做缓冲。过分突出的下颌隆突可形成过大倒凹而影响义齿就位,需合理施行手术切除后,再行全口义齿修复。

(10)下颌舌骨嵴　位于下颌后部的舌侧,从第三磨牙区斜向前磨牙区,由宽变窄。其表面覆盖的黏膜较薄,其下方有不同程度的倒凹。覆盖此区的相应基托组织面应适当缓冲,以免压痛。

(11)舌侧翼缘区　是与下颌全口义齿舌侧基托接触的部位。该区后部是下颌全口义齿固位的重要部位,位于后部的舌侧基托应有足够的伸展。

(12)P切迹　位于下颌骨内缘,下颌舌骨嵴前方,是舌前伸上抬时口底上升的最高点。义齿基托边缘在此位置应有相应的切迹,以免影响口底活动。

1.3　无牙颌的分区

根据无牙颌的组织结构和全口义齿的关系,将无牙颌分为主承托区、副承托区、边缘封闭区和缓冲区四部分(图5-5)。

(1)主承托区　指垂直于殆力方向的区域,是承受牙殆力的主要部位,包括后牙区牙槽嵴顶、腭穹隆、颊棚区等。牙槽嵴宽而高者有利于义齿固位。完成的义齿基托与主承托区黏膜应紧密贴合。

(2)副承托区　指与殆力方向成一定角度的区域,包括上下颌牙槽嵴的唇、颊和舌腭侧(不包括硬区)。副承托区与主承托区之间并无明显分界,副承托区不能承受较大的殆力,只能协助主承托区承担殆力。完成的义齿基托与副承托区黏膜应紧密贴合。副承托区与唇颊的界限在口腔前庭黏膜返折线处,与舌的界限在口底的黏膜返折线处。

(3)边缘封闭区　指义齿边缘接触的软组织部分,如系带附着部、黏膜皱襞、上颌后堤区和下颌磨牙后垫。主要是疏松结缔组织构成,比较松软,可与义齿基托紧密贴合,从而封闭基托边缘,使空气不能进入基托和黏膜之间而保持负压状态,增强义齿固位。基托边缘应制成略厚的圆钝形,与移行黏膜吻合,利于义齿固位。上颌义齿基托后缘组织面轻微突起形成后堤,后堤压迫该区软组织,使之轻度凹陷而利于义齿固位。

(4)缓冲区　指无牙颌的上颌隆突、颧突、切牙乳突、上颌结节的颊侧、下颌隆突、下颌舌骨嵴以及牙槽嵴上的骨尖、骨棱等部位。这些部位表面覆盖的黏膜很薄,不能承受咀嚼压力,所以应将上述各部分的义齿基托组织面相应部位做缓冲处理,以免组织受压产生支点或疼痛。

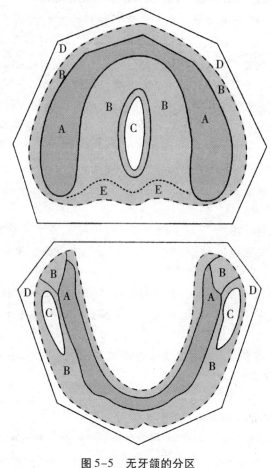

图 5-5　无牙颌的分区
A.主承托区　B.副承托区　C.缓冲区　D.边缘封闭区

1.4　全口义齿的固位和稳定

全口义齿的修复效果的好坏,良好的固位和稳定是最基本的条件。全口义齿的固位是指义齿抵抗从口内垂直脱位的能力。如果全口义齿固位不良,患者在张口时就容易脱位。全口义齿的稳定是指义齿抵抗侧向和前后向脱位力的能力。如果义齿不稳定,在说话和进食时则会侧向移动或翘动,不仅造成义齿脱位,而且会造成牙槽嵴的创伤和吸收。所以,固位是基本前提,而稳定是行使正常功能的保证。

1.4.1　全口义齿的固位原理

全口义齿能附着在上下颌骨上,是吸附力、大气压力和表面张力等物理作用的结果。

(1)吸附力　吸附力是指两个物体分子之间相互的吸引力,包括附着力和内聚力。附着力是指不同种分子之间的吸引力,内聚力是指同种分子之间的吸引力。

全口义齿的基托组织面与唾液、唾液与黏膜之间产生附着力,唾液本身分子之间产生内聚力(黏着力),而使全口义齿获得固位。

义齿与黏膜的接触面积越大、越密合,其吸附力也就越大。此外,也只有适当黏稠度的唾液对增强义齿的固位才是有利的。

(2)大气压力 由于全口义齿基托边缘与周围组织形成良好的边缘封闭作用,使基托的黏膜面形成负压,在大气压力的作用下,基托和组织密贴而使义齿获得固位,所以没有良好的边缘封闭,就不存在负压,就无大气压力作用可言。大气压力在全口义齿固位力中有重要作用。因此,基托边缘封闭越好,则大气压力的作用越强,义齿的固位力也就越大。

(3)表面张力 促使液体表面收缩的力叫作表面张力,是液体分子之间互相吸引形成的内聚作用,也可以说表面张力是液体表面抵抗扩张的力量。全口义齿基托边缘与黏膜之间通过唾液分子之间的相互吸引力,防止空气突破表面张力进入基托与黏膜表面之间,从而获得良好的边缘封闭效果,即保证了基托与黏膜之间吸附力的存在和大气压对基托的支持作用。

1.4.2 影响全口义齿固位和稳定的相关因素

患者的口腔解剖形态、唾液的质和量、基托面积的大小、基托边缘的伸展等因素对义齿的固位有影响,而人工牙的排列位置、磨光面外形与唇、颊、舌肌的协调性则对义齿的稳定产生影响。

1.4.2.1 影响全口义齿固位的相关因素

(1)牙槽嵴高而宽,穹隆高而深,系带附着距离牙槽嵴顶较远,则基托充分伸展,面积大,固位作用好;反之,义齿基托面积小,固位作用差。

(2)牙槽嵴的有些倒凹区也可以产生一定的制锁作用,利于固位。如上颌结节颊侧、下颌舌翼区等部位大小适度的倒凹区。

(3)黏膜的厚度适宜,黏膜有一定的弹性和韧性,有利于义齿固位。

(4)全口义齿的基托是除人工牙之外的整个义齿部分,具有恢复牙槽嵴形态、承载人工牙、向基托下组织分散𬌗力、增强吸附力等作用。基托的表面可做如下分类(图5-6)。

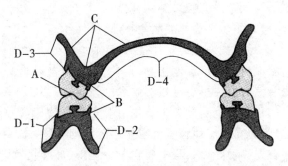

图5-6 基托表面的分类
A.人工牙(咬合面) B.基托 C.组织面 D.磨光面

1)组织面 是义齿与黏膜组织贴合的面,维持义齿在口内的固位和稳定,并且分散和传导验力。因此,要求组织面与黏膜必须非常密合。通常以树脂或金属为材料。

2)磨光面 是义齿与唇、颊和舌接触的面。为了维持义齿的稳定,需要磨光面形成与这些组织的运动相协调的形态,一般为略凹面,并尽可能光滑。通常是树脂材料。

3)咬合面 是上下颌牙咬合接触的面。咬合面的接触关系和位置良好,义齿就稳定。基托边缘伸展范围、厚薄和形状对于义齿的固位也非常重要。在不妨碍周围组织正常活动的情况下,基托边缘(一般有 2~3 mm 的厚度)应尽量伸展,边缘圆钝,并与组织获得良好的封闭作用,义齿的固位就好。

上颌基托唇颊侧边缘应伸展到唇颊沟内。在唇颊系带处的基托边缘应做出切迹,以免妨碍系带的活动。在上颌结节处,基托边缘要伸展在颊间隙内,以利固位。上颌基托后缘应止于硬软腭交界处的软腭上。基托后缘两侧应伸展到翼上颌切迹。

下颌基托的唇颊边缘应伸展到唇颊沟内,舌侧边缘应伸展到口底。唇、颊、舌系带处边缘应做切迹。基托后缘应止于磨牙后垫的前 1/3~1/2 处。

(5)唾液的质和量 唾液的黏稠度高、流动性小,可加强义齿的固位。

(6)重力 对于上颌而言,重力使得义齿脱离黏膜,不利于固位,但相对于其他固位力影响很小。上颌义齿的重量(如金属基托或后牙贵金属验面)过大,而且其他的固位因素又不佳时,义齿的重量也会对其固位造成较大的影响。同样,增加下颌义齿的重量,理论上可以加强义齿的固位。

(7)黏合剂的使用 目前国外还采用义齿黏合剂来加强义齿的固位。义齿黏合剂主要通过加强封闭作用来增强固位。

1.4.2.2 影响全口义齿稳定的相关因素

(1)良好的咬合关系 全口义齿戴在无牙颌患者口内时,上下解剖式后牙的尖窝关系应符合该患者上下颌正确的位置关系,而且上下牙列间要有均匀广泛的接触,只有这样,咬合力才能有助于义齿的稳定。反之,患者在咬合时就会出现义齿的翘动,以至于造成义齿脱位。因此,制作全口义齿时,确定颌位关系极其重要。

(2)合理的排牙 牙列缺失后,如果患者舌体变大,人工牙列也应相应地调整,否则,舌体的运动将推动义齿向唇颊侧移动、脱位。

全口义齿的人工牙应按一定的规律排列,形成合适的补偿曲线、横验曲线。上下颌正中咬合时,验面应均匀广泛地接触,前伸、侧方运动时达到平衡验才有利于义齿的稳定,否则会使义齿在咀嚼时翘动或脱位。

在排牙过程中,验平面也是对义齿稳定有重要作用的因素。验平面应平行于牙槽嵴才能保持义齿的稳定。如验平面在前牙区高、磨牙区低,则会使上颌义齿向远中、下颌义齿向前方移动。如果验平面在前牙区低、磨牙区高,则会出现义齿向相反的方向移动。

(3)理想的基托磨光面的形态 一般基托磨光面应呈凹面(图5-7),唇、颊、舌肌作用在基托上的力对义齿形成挟持力,使义齿更加稳定。

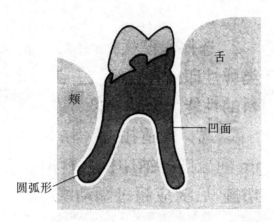

图 5-7　磨光面的形态

1.5　无牙颌修复前的检查和准备

1.5.1　病史采集

全口义齿修复之前,首先应进行病史采集,主要了解以下情况。

(1)主观要求　患者希望义齿所达到的效果,患者对义齿修复的过程、种类、价格、效果的理解程度。

(2)既往口腔治疗情况　了解缺牙时间的长短,既往义齿使用情况及患者的评价等。

(3)年龄和全身健康情况　对修复后的效果做出一定的预测。

(4)性格、精神和心理健康情况　一般来讲,积极乐观、富有耐心的人对全口义齿会主动适应,对全口义齿易于满意。因此,要对患者进行积极的引导。

1.5.2　口腔检查

口腔检查应该遵循一定的顺序,必要时还可以借助其他的辅助手段,如照片、X 射线片、制取模型等帮助诊断。

(1)颌面部检查　主要检查患者的颌面部有无畸形、缺损,脸形对称性,唇的突度和上唇的长短,面部比例的协调性,侧面面型、关节情况和开口型、牙合位检查等。

(2)牙槽嵴检查　了解拔牙创口愈合情况、牙槽嵴吸收的程度,一般在拔牙3 个月后开始制作全口义齿。检查有无残根、骨尖或瘘管,下颌隆突、上颌结节等骨突区的情况,是否需做外科处理,牙槽嵴的高低、宽窄等。

(3)颌弓的形状和大小　颌弓一般分为方圆形、卵圆形和尖圆形三种形状,并有大、中、小三类。要注意上下颌弓的形状和大小以及二者的协调性。

(4)上下颌弓的位置关系　除了要检查上下颌弓的水平位置关系即上下颌弓的前后、左右关系是否正常外,还要检查上下颌弓的垂直位置关系,即颌间距离的情况。如是否存在上颌前突、下颌前突、颌间距离大等不利于排牙的情况。

(5)上下唇系带的位置　检查上下唇系带的形状和位置,是否与面部中线一致。

(6)肌肉和系带的附着　牙槽嵴低平者,肌肉和系带的附着点距离牙槽嵴顶较近或与之平行,肌肉活动时容易造成义齿脱位。反之,义齿基托则能够得以充分伸展,义齿的固位就好。

（7）腭穹隆的形状　腭穹隆的形状与上颌全口义齿的固位和支持作用有很大的关系。腭穹隆的形状详见无牙颌解剖标志。

（8）舌的位置和大小　牙列缺失后长期没有戴用义齿者，舌体因失去牙列的限制而变大，一旦进行义齿修复，往往会影响义齿的稳定，通常需要一段时间的适应后，舌才会逐渐恢复正常形状。如果舌的位置不正常，如舌后缩，则可因舌体接触下颌后牙而导致义齿的不稳定。

（9）对旧义齿的检查　对于戴用过全口义齿的患者，应询问重做的原因和要求，了解戴用义齿的时间和使用情况。检查旧义齿的固位、稳定，义齿基托与组织密合的情况，边缘伸展情况，垂直距离和正中关系是否正确等，对其缺点进行分析，待重新修复时尽可能给予纠正，而优点则可沿袭和保留。

（10）唾液　唾液的分泌量和黏性与全口义齿的修复成功与否有重要的关系。正常唾液分泌量为 1 mL/min。正常流量、中等黏性的唾液有助于义齿的固位。

1.5.3　修复前的口腔准备

无牙颌修复前对一些可能严重影响义齿修复效果的情况进行外科手术修整，有利于全口义齿正确恢复面部外形和口腔功能。但外科修整可给患者带来创伤和痛苦，而且手术去除部分牙槽嵴可加速骨质的吸收，易造成承托区面积的减小，因此，牙槽嵴的修整要谨慎。

（1）残根　牙槽嵴上有残根者，应根据具体情况分别对待。牙根明显松动或伴随囊肿、脓肿的应拔除；牙根稳固，经摄 X 射线片，牙槽骨吸收不超过根长 2/3者，可做根管治疗后保留牙根，在其上制作覆盖义齿；牙根无任何症状且完全埋在骨内的，可不予处理。

（2）尖锐的骨尖、骨嵴和骨突　在牙槽嵴上有尖锐的骨尖、骨突、骨嵴或形成较大的倒凹者，可行牙槽骨修整术。义齿戴用后以舒适和保存骨组织为原则，范围很小或不很明显的骨尖不必修整，义齿完成后，在相应的基托组织面适当缓冲即可。年老体弱的患者应尽量减少手术。

（3）上颌结节　上颌结节过分突向颊侧，形成明显的组织倒凹，会影响义齿的就位。尤其是两侧上颌结节都很突出，且上颌前牙区牙槽嵴唇侧有较大倒凹时，常造成义齿就位困难，应修整过突的部分。两侧上颌结节都很突出者，可以只选择结节较大的一侧进行外科修整，另一侧可在基托组织面进行适当的缓冲以减小倒凹，或者改变义齿就位的方向，使义齿容易就位，并且不产生压痛。上颌结节过分下垂，与下颌磨牙后垫很接近者，为了使上下颌牙槽嵴之间有足够的颌间距离，有时需要将上颌结节的高度降低。

（4）唇颊系带　唇颊系带附着点过高，有的接近牙槽嵴顶甚至与之平齐，与之相应的基托切迹易破坏基托的边缘封闭，不利于义齿的固位，在修复之前要做系带成形术。

（5）下颌隆突　下颌隆突过大，其下方形成较大的倒凹，不能用缓冲基托组织面的方法解决者，在修复前应做外科修整。

（6）唇颊沟　唇颊沟过浅会影响义齿基托边缘伸展。义齿常因唇颊肌肉运动而造成脱位者，可做唇颊沟加深术，相对加高牙槽嵴，以增加义齿的固位。

（7）松软的牙槽嵴　对于松软牙槽嵴受压变形影响印模准确性的患者，可选用合适的有孔无牙颌托盘或特制有孔的个别托盘，制取印模时采取轻压就位，让多余的印模材料从托盘孔逸出，从而减小松软牙槽嵴变形，以获取较合适的印模。也有人主张手术切除后修复。

（8）增生的黏膜组织　制作全口义齿前应先切除增生的黏膜组织，伤口愈合后再制取印模。

2　制取无牙颌印模和灌注模型

关于制取印模在任务1已经介绍，在此只对制取无牙颌印模中所特有的方法加以说明。

2.1　制取印模

无牙颌印模要求能准确和完整地反映无牙颌牙槽嵴的形态和周围组织的生理运动状态，否则将影响全口义齿的固位和稳定。

2.1.1　印模的分类

参见项目一。

2.1.2　托盘

无牙颌托盘可分为成品托盘和个别托盘两种。

（1）成品托盘　无牙颌的成品托盘可分为无孔型和有孔型，按材料则有金属托盘与塑料托盘之分，有不同的大小和型号可供选择。无孔型的托盘多用于初印模或制作个别托盘，适合于选用热可塑性印模材料，如印模膏、印模蜡等。有孔型的托盘适合于弹性印模材料，用来制作初印模。

（2）个别托盘　个别托盘是根据患者的口腔情况和修复的需要制作的。取无牙颌印模时，为了保证其准确性，多用二次印模法。

2.1.3　制取印模的方法

多用二次印模法，即先取初印模，灌注初模型，然后在初模型上制作个别托盘，再制取终印模，灌注终模型。详见项目一。

2.1.4　个别托盘的制作

初模型修整后，常用自凝树脂制作个别托盘，制作方法如下。

2.1.4.1　画出个别托盘的边缘线

先在初模型上用铅笔画出全口义齿基托伸展的范围标志线，再在距离该标志线2～3 mm处画出一虚线，此虚线即个别托盘的边缘线。但为了保证义齿后缘印模的完整，需要将个别托盘的上颌后缘与下颌磨牙后垫区的托盘边缘线向后伸展（图5-8）。

2.1.4.2　模型的处理

（1）缓冲　对骨隆突、倒凹区等需要进行缓冲的部位贴蜡片或橡皮膏等来缓冲。

（2）预留空间　在制取第二次印模时需要在个别托盘与黏膜之间能容纳一定厚度的印模材料，因此，需要在处理过的模型上按照画出的边缘线均匀地贴一层厚度约1 mm的薄蜡片。另外，贴好薄蜡片后，在上下颌两侧的第一前磨牙区和磨牙区牙槽嵴顶处（避开缓冲区），用蜡刀去除直径约5 mm的圆蜡片，形成的四个圆孔

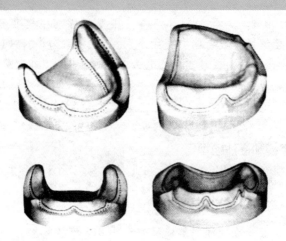

图5-8　个别托盘的边缘线

作为个别托盘制取印模时的支撑点。

（3）用自凝树脂制作个别托盘　在模型上涂布分离剂，调拌自凝塑料至面团期，将其捏成厚约2 mm的扁平状的塑料铺在模型上，按照画好的个别托盘边缘线位置裁切多余部分，还要在形成的个别托盘前部中线牙槽嵴附近制作树脂手柄。

（4）打磨与完成　塑料固化后，按照画定的边缘线打磨抛光托盘，完成个别托盘的制作。

2.1.5　检查印模时要注意的问题

（1）一旦出现印模与托盘分离现象，应重新制取印模。

（2）印模必须边缘清晰，黏膜面光滑，边缘圆润，厚度2~3 mm。

（3）印模的覆盖范围必须符合制作要求，上颌后缘的伸展与后颤动线一致，下颌后缘盖过磨牙后垫，远中舌侧边缘延展到下颌舌骨后间隙，下缘应跨过下颌舌骨嵴。

2.2　灌注模型

全口义齿模型是将水和模型材料调拌后灌注于无牙颌印模内所形成的阳模。在全口义齿的初印模上灌注石膏所形成的模型称为初模型，用来制作个别托盘。在终印模上灌注石膏或人造石形成的模型称为终模型（也称工作模型），用于修复体的制作。要求模型边缘厚度为3~5 mm，模型最薄处不小于10 mm。上颌模型后缘应至腭小凹至少2 mm，下颌模型后缘应在磨牙后垫前缘向后至少10 mm。

模型材料主要包括普通熟石膏、硬石膏（人造石）和超硬石膏。普通熟石膏材料强度低，主要用作灌注初模型。硬石膏介于普通熟石膏和超硬石膏之间，杂质较少，强度较高，是全口义齿最常用的模型材料。超硬石膏杂质少，硬度高，但成本高。

2.2.1　灌注模型的方法

灌注全口义齿模型通常采用围模灌注法和一般灌注法。

2.2.1.1　围模灌注法

此法形成的模型厚度适宜，外观整齐，方便义齿制作，但操作复杂，耗费时间。

（1）围模　在印模的周缘下约 5 mm 处，用直径 5 mm 的软性粘接蜡条将印模包绕，下颌印模则需在下颌舌侧口底部用蜡片封闭空隙。然后用蜡片沿蜡条外缘围绕印模一周，并使蜡片高于印模最高点以上 13 mm。用热蜡封闭蜡片与软性蜡条间的间隙（图 5-9）。

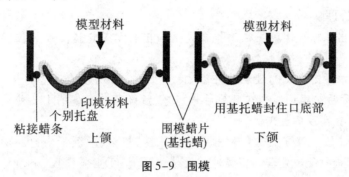

图 5-9　围模

（2）灌模　将模型置于振荡器上，把少量调和好的模型材料堆放于印模最高处，使模型材料从一侧振荡流动到另一侧。不断重复上述操作，边加材料边振动，直到灌满为止。

（3）模型修整　用模型修整机修整，模型底面与牙槽嵴顶平行，侧面与底面垂直，模型外围呈圆形，模型边缘的外侧要保留 2～3 mm 的宽度，并与模型底面形成 10°夹角。

2.2.1.2　一般灌注法

不用蜡片包围印模。灌注前可用变色笔在印模边缘下 2 mm 处画线，并将颤动线和后堤区描画清楚，便于灌注模型时将标记反印在模型上，并能确定边缘厚度。此法操作简便，可减少成本，但模型质量常不如围模灌注法。

2.2.2　**模型的消毒**

工作模型的消毒，选用紫外线、电离辐射、超声波及化学药物法均可，但以物理消毒法为好。

模型消毒使用的紫外线可杀灭多种微生物，消毒的有效距离为 25～60 cm。消毒时将紫外线对着模型表面直接照射，消毒时间为 20～30 min。但紫外线对人的眼睛和皮肤有刺激作用，应注意对眼睛和皮肤的防护。

使用化学药物法如环氧乙烷消毒，要将石膏、人造石加热（50～60 ℃），充分换气而促使模型中残留的环氧乙烷排出，避免对黏膜的损害。

还可使用碘伏液喷雾法消毒。

任务指导：主要掌握二次印模法的正确操作，特别是个别托盘的制作。采用围模灌注法时围模一定要规范。

（二）**任务 2 的完成**

任务：𬌗托的制作。

子任务：①模型的处理；②𬌗托的制作。

▶▶**相关理论知识** 5-2

殆托的制作

1　模型的处理

　　(1)画出基托边缘线　在工作模型上画出表示基托边缘伸展位置的线,即基托边缘线。

　　(2)记录标志线　需要画出中线、牙槽嵴顶连线、磨牙后垫的标志线等标记线,其中磨牙后垫标记线是在磨牙后垫前缘、后缘落差高度的 1/2 处记录标志线,作为确定殆托高度的标志。

　　(3)缓冲区　为防止咬合时出现基托压疼、翘动、下沉不均匀的现象,应在制作前对模型进行缓冲处理。需缓冲的区域主要有:①上颌硬区、下颌隆突;②下颌舌骨嵴部;③牙槽尖锐的骨尖、骨突;④切牙乳突;⑤增生的组织等。

　　(4)后堤区的处理　为了提高基托边缘的封闭性,需要对模型后堤区进行适当的处理,削除在前颤动线略后方模型表面上的部分石膏,使义齿基托的相应部位形成隆起,加强义齿的固位(图 5-10)。

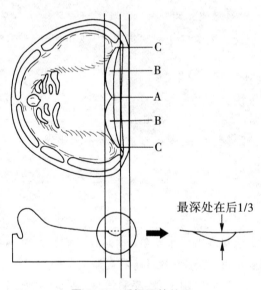

图 5-10　后堤区的处理

A.正中连接处(深 0.5 mm,宽 1.5 mm)　B.两
侧凹陷区(深 1.0 mm,宽 2.5 mm)　C.结节移行处

2　殆托的制作

　　殆托由暂基托和殆堤两部分组成,用于记录颌位关系。

　　(1)暂基托的制作　暂基托常用基托蜡片、自凝塑料和光固化树脂制作而成。蜡暂基托是把基托蜡片烤软后均匀铺在模型上制作而成的。塑料暂基托的制作是先在处理过的模型上涂布分离剂,然后调拌自凝塑料至黏丝期,再将塑料均匀涂布在模型上,形成约 1.5 mm 的薄片,并在自凝塑料硬固前,用雕刻刀蘸单体去除多余材料,待固化后取下塑料暂基托,打磨后备用。

（2）𬌗堤的制作 𬌗堤的作用是占据患者失牙前天然牙所处的空间,即颌间距离,并依照设计在其上排列人工牙。

先制作上𬌗堤,方法是将红蜡片烤软并卷成直径为 8～10 mm 的蜡条,弯成与牙弓相似的形状,置于牙槽嵴顶,再用烫热蜡刀将其与基托连接,趁蜡条尚软时用平面板或玻璃板按压表面,形成前牙区略高于后牙区的𬌗平面。𬌗堤前缘约位于切牙乳突的中央往前 8～10 mm 的位置。在上颌𬌗堤的后缘相当于第二磨牙的远中修整成斜坡状。制作下𬌗堤时下颌𬌗堤的高度与磨牙后垫高度的 1/2 处相当（图 5-11）。当然,𬌗堤的最终高度和位置必须由医生按照牙槽嵴的吸收程度通过颌位关系记录来确定。

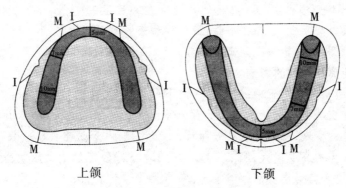

图 5-11 𬌗堤标准的宽度

前牙区宽度约 5 mm,前磨牙区约 7 mm,磨牙区约 10 mm

M.后牙槽嵴顶线的延长线 I.前牙槽嵴顶线的延长线

任务指导:关键是上𬌗托的制作。烤蜡片时要将蜡均匀烤软,而不能烤熔化。压制上𬌗托时左右用力要均匀,后部用力要大于前部。此外,应注意𬌗堤的高度、宽度要合乎标准。

（三）任务 3 的完成

任务:颌位关系记录。

▶▶**相关理论知识** 5-3

颌位关系记录

颌位关系记录是指用𬌗托来确定并记录患者下颌相对于上颌的位置关系,包括垂直颌位关系和水平颌位关系。

1 垂直颌位关系

垂直颌位关系即确定垂直距离。垂直距离为天然牙列呈正中𬌗时,鼻底到颏底的距离,也就是面部下 1/3 的高度。牙列缺失后,上下无牙颌牙槽嵴顶间形成的间隙即为颌间距离。确定垂直距离是借助上下𬌗托来实现的,上下𬌗托间以𬌗平面相接触。

1.1　确定垂直距离的方法

（1）利用下颌姿势位或临床息止颌间隙法　让患者处于下颌姿势位,此时上下颌牙或𬌗托不接触,上下颌牙或𬌗托间有一前大后小的 2～4 mm 的楔形间隙,此间隙称临床息止颌间隙。此间隙一生中基本上恒定不变,所以可以利用这一特点来确定无牙颌患者的咬合垂直距离:将下颌𬌗托在口内就位,观察和确定下颌姿势位,测量鼻底至颏底的距离,此为下颌姿势位时垂直距离,减去 2～4 mm 𬌗间隙,所得数据即为所要确定的垂直距离。可结合患者的面形、面部比例协调性来选择息止颌间隙 2～4 mm 内某一数据。

（2）瞳孔至口裂距离等于垂直距离的方法　两眼平视,测量瞳孔至口裂距离作为确定垂直距离的数据。

（3）面部外形观察法　一般天然牙列存在并且正中咬合时,上下唇呈自然接触闭合状态,口裂平直,口角不下垂,鼻唇沟和颏唇沟深度适宜,面部比例协调。以此种面部状态作为确定垂直距离的参考。

1.2　垂直距离不正确的影响

若垂直距离确定不正确,则可造成以下影响。

（1）垂直距离恢复过大　表现为面部下 1/3 距离增大,上下唇张开,勉强闭合上下唇,颏唇沟变浅,颏部皮肤呈皱缩状,肌张力增加,容易出现肌疲劳。若制成全口义齿,则义齿的高度偏大,肌张力增大可使牙槽嵴经常处于受压状态,加速其吸收。说话和进食时可出现后牙碰撞声,常需大张口进食,义齿容易脱位,咀嚼效能也有所下降。

（2）垂直距离恢复过小　表现为面部下 1/3 的距离减小,唇红部显窄,口角下垂,鼻唇沟变深,颏部前突,呈苍老面容。咀嚼肌张力降低,咀嚼无力,咀嚼效率低。

2　水平颌位关系

水平颌位是指下颌对上颌的水平位置关系。全口义齿通过人工牙排列与咬合调整,可以达到上下牙尖交错、咬合广泛接触,形成良好的正中颌。确定水平关系的方法主要有以下几种。

（1）吞咽咬合法　嘱患者吞咽唾液的同时咬合至合适的垂直距离。也可在吞咽过程中,医生以手轻推患者颏部向后,帮助下颌退回生理后位。

（2）卷舌后舔法　在上颌基托后缘中央做一蜡球,嘱患者卷舌向后,用舌尖舔蜡球时进行咬合,以此引导下颌后退到正中关系位。

（3）后牙咬合法　将上𬌗托就位,将两示指放在下颌牙槽嵴第二前磨牙和第一磨牙处,嘱患者轻咬几下,直到患者觉得咬合时能用上力量时,将粘有烤软了蜡卷的下𬌗托就位于口中,仍旧先试咬医生的示指,示指滑向蜡𬌗堤的颊侧,上下𬌗托就接触于下颌生理后位。

此外还有哥特弓描记法和肌监控仪法。

3　检查正中颌位的方法

（1）测颞肌法　医生双手放在患者的两侧颞肌部,让患者做咬合动作。如果两侧颞肌收缩有力,且左右肌力一致,说明下颌没有前伸,也没有偏向一侧。如果收缩无力,表明下颌有前伸。若左右肌力不一致,说明下颌有偏斜,一般偏向有力的一侧。

(2)测髁突动度法 医生双手小指放在患者两侧外耳道中,指腹紧贴外耳道前壁,让患者做咬合动作。如果指腹能感觉到髁状突向后的冲击力,且左右两侧大小一致,说明下颌没有前伸,亦无偏斜。若冲击力不明显,说明下颌有前伸。若左右冲击力不一致,说明下颌有偏斜,一般偏向冲击力强的一侧。

(3)面形观察法 在上述综合检查的基础上,如果从患者的侧面看,下颌的前后位置无变化,说明下颌无前伸。如果发现下颌状态较取颌位记录时偏前,表明下颌前伸。

4 固定颌位关系和记录标志线

4.1 固定颌位关系的方法

(1)蜡固定法 指用蜡将上下颌𬌗托固定在一起的方法。一种方法是,在上下颌𬌗堤的第一磨牙区刻一V形槽,槽内放入软蜡,嘱患者于正中颌位咬合,通过槽内蜡的嵌合作用固定颌间关系。第二种方法是,颌位记录后直接在口腔内用热蜡勺在第一前磨牙区将上下颌蜡𬌗堤熔化,黏着在一起。蜡固定法应注意防止牙槽嵴受力不均、口腔黏膜烫伤等。

(2)支架固定法 指将金属支架插入𬌗堤内固定颌位关系的方法。金属支架形状与钉书钉相似。将两个金属支架呈交叉状插入上下蜡𬌗堤内,固定点为2~4个,一般选在第一前磨牙区和第一磨牙区。

4.2 记录标志线

用𬌗托记录颌位关系后,在𬌗托的唇面记录标志线,作为选择前牙及排列前牙的标志和参考(图5-12)。

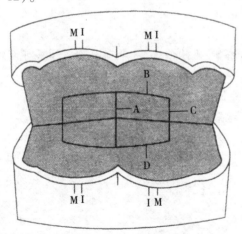

图5-12 记录标志线
A.中线 B.唇高线 C.口角线 D.唇低线
M.后牙槽嵴顶线 I.前牙槽嵴顶线

(1)中线 通过面部正中的假想线,标记上下颌中切牙近中接触点位置。

(2)口角线 嘴唇闭合时在口角的位置上向𬌗托画的标志线,表示上颌尖牙远中的位置,也是前牙区选择人工牙宽度的标准,即六个上前牙排完后尖牙的远中边缘恰好与口角线重合,由此来决定人工牙的宽度。

（3）唇高线和唇低线　上下𬌗托在口内就位后,嘱患者微笑时,以蜡刀在𬌗托上记录上唇下缘和下唇上缘的位置线,也称为笑线。笑线可以作为选择前牙区人工牙长度的标准。

微笑时,大约显露上颌中切牙高度的2/3,显露下颌中切牙高度的1/2。以此要求来选择人工牙的长度。

任务指导:主要用息止颌间隙法结合其他方法求得正确的垂直距离,再以吞咽咬合法为主结合其他方法求得正确的水平关系。这一任务十分关键,一定要认真仔细,尽量减小误差,以取得患者正确的颌位关系。

（四）任务4的完成

任务:上𬌗架。

►►**相关理论知识** 5-4

上𬌗架

全口义齿咬合关系的正确确定和转移非常关键。当完成颌位记录后,必须将此咬合状态转移并固定在𬌗架上,在此基础上排牙,才能使患者最大限度地发挥咀嚼功能。𬌗架也称咬合器,是模仿人体上下颌和颞下颌关节,借以固定上下颌模型和𬌗托,并可在一定程度上模拟下颌运动的一种仪器。不过,迄今为止还没有一种𬌗架能完全模拟下颌的运动。

1　𬌗架的分类

𬌗架可分为简单𬌗架、平均值𬌗架、半可调𬌗架和全可调𬌗架。其中半可调𬌗架在全口义齿的制作中经常使用。

2　𬌗架的结构及上𬌗架的方法

由教师演示或光盘演示。

（1）𬌗架的结构　参见图1-63简单𬌗架。

（2）上简单𬌗架的方法　①将上下𬌗托戴在模型上并用蜡暂时固定;②将𬌗架调整到恰当的位置;③用石膏将被水浸湿的模型固定在𬌗架的下颌体上;④用石膏把模型固定在上颌体上并拧紧螺钉,固定颌位关系。

任务指导:除了严格按照程序操作外,还要注意对石膏性能的掌握,学会正确使用石膏的方法以提高固定效果。在整个操作过程中,一旦用石膏固定,就不能再使模型移位。

（五）任务5的完成

任务:人工牙排列与基托蜡型的制作。

子任务:①基托边缘烫熔封闭;②排列人工牙;③压蜡成型;④雕刻外形及基托抛光。

▶▶相关理论知识 5-5

全口义齿的排牙

1 前牙的排列

在排牙前要将中线、口角线的延长线画在模型唇面,并将后牙区牙槽嵴顶连线的两端连线转移到模型上。

1.1 前牙排列的基本定位

前牙排列的基本定位包括左右向位置、垂直向位置、唇舌向位置、唇舌向倾斜和近远中向倾斜以及近远中旋转度等。

1.1.1 排列上前牙应考虑的因素

排列上前牙应考虑六个方面的因素。

(1)左右向位置 $\underline{1|1}$ 的近中接触点与𬌗堤中线一致,且位于中线的两侧,一般应以切牙乳突、上唇系带、鼻尖、人中等作为确定面部中线综合考虑的因素。$\underline{32|23}$ 左右依次排列在中切牙的远中。

(2)垂直向位置 $\underline{1|1}$ 切缘落在𬌗平面上,$\underline{2|2}$ 切缘高于𬌗平面约 1 mm,$\underline{3|3}$ 牙尖顶接触𬌗平面。上颌中切牙切缘应位于上唇下 2 mm。上前牙切缘所形成的弧线与微笑时下唇的弧线一致。下颌尖牙和第一前磨牙的牙尖位于口唇微开时口角处下唇的水平面上。

(3)唇舌向位置 $\underline{321|123}$ 唇面与𬌗堤唇面一致,应衬托出上唇的丰满度,同时应参考切牙乳突与前牙的位置关系(图 5-13)。

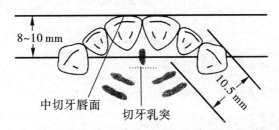

中切牙唇面   切牙乳突

图 5-13 排上前牙的位置标志

1)上前牙唇面至切牙乳突中点一般为 8 ~ 10 mm。

2)年轻人,上颌尖牙牙尖顶连线通过切牙乳突中点,而老年人上颌尖牙牙尖顶连线与切牙乳突后缘平齐。

3)上颌尖牙的唇面通常与腭皱的侧面相距 10.5 mm±1.0 mm 。

(4)唇舌向倾斜 $\underline{21|12}$ 颈部至切缘向唇侧倾斜,$\underline{3|3}$ 近似直立。

(5)近远中向倾斜 $\underline{321|123}$ 切缘至颈部应向远中适当的倾斜。其倾斜角度从大到小的排列顺序是侧切牙、尖牙、中切牙。

(6)近远中旋转度 前牙弓形应与颌弓形态、𬌗堤唇面弧度一致,排成相应的方圆形、椭圆形、尖圆形。根据𬌗堤弧度 $\underline{321|123}$ 自近中面到远中面均应有适当的

旋转。3|3 旋转度较大。

1.1.2 排列下前牙应考虑的因素

排列下前牙除应考虑以上六个方面外,还应与上前牙形成浅覆𬌗、浅覆盖。

1.2 前牙常规排列的位置及具体要求

前牙常规排列的位置如图 5-14、图 5-15 所示,具体要求见表 5-1。

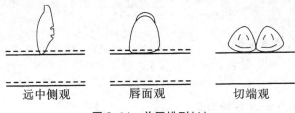

远中侧观　　　唇面观　　　切端观

图 5-14　前牙排列(1)

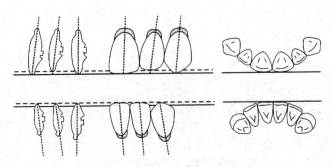

图 5-15　前牙排列(2)

表 5-1　前牙排列的具体要求

	唇舌向倾斜	近远中向倾斜	旋转度	与𬌗平面的关系
上颌中切牙	颈部微向腭侧倾斜或接近垂直	颈部微向远中倾斜	与颌弓曲度一致	切缘接触𬌗平面
上颌侧切牙	颈部微向腭侧倾斜	颈部向远中倾斜角度最大	远中微向舌侧旋转	切缘距𬌗平面约 1 mm
上颌尖牙	颈部微向唇侧倾斜	颈部向远中倾斜	远中向舌侧旋转	牙尖接触𬌗平面
下颌中切牙	颈部微向舌侧倾斜或接近垂直	长轴平行于中线	与颌弓曲度一致	切缘高于𬌗平面约 1 mm
下颌侧切牙	直立	颈部略向远中倾斜	与颌弓曲度一致	切缘高于𬌗平面约 1 mm
下颌尖牙	颈部微向唇侧倾斜	颈部略向远中倾斜	与颌弓曲度一致	切缘高于𬌗平面约 1 mm

1.3　前牙的排列方法

1.3.1　对称性排牙法

一般先排上颌前牙,再排下颌前牙。排上颌前牙的顺序有两种,也可根据个人习惯用其他顺序排牙。

(1)根据蜡𬌗堤上的标志线,将靠近中线两侧的蜡烫软,先排上颌两颗中切牙,再排两侧的侧切牙,最后排两侧尖牙。同法再排下颌六颗前牙。

(2)先排一侧中切牙、侧切牙、尖牙,然后排列另一侧中切牙、侧切牙、尖牙。同法排列下颌六颗前牙。

1.3.2　个性排牙法

个性排牙法是指全口义齿的前牙在选牙和排牙时充分体现患者的性别、年龄、个性等要素,使制作的全口义齿富于个性化,更接近于自然状态。

2　后牙的排列

2.1　后牙排列的基本定位

(1)垂直向定位　𬌗平面应平分颌间距离,$\dfrac{6|6}{6|6}$的𬌗面应与1/2磨牙后垫等高,约等分颌间距离。

(2)颊舌向定位　下颌后牙的颊尖或中央窝排在牙槽嵴顶,同时参考磨牙后垫颊舌缘与下颌尖牙近中邻接点形成的三角形与后牙颊舌尖的位置关系。

(3)近远中定位　$\dfrac{65|56}{65|56}$应位于上颌后牙弓中段的主𬌗力区,同时注意使$7|7$的远中邻面在磨牙后垫的前缘。

2.2　后牙排列的位置及具体要求

后牙排列的位置如图5-16所示,具体要求见表5-2。

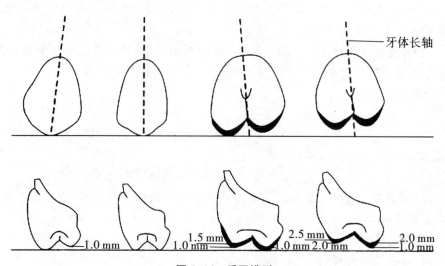

图5-16　后牙排列

表 5-2 后牙排列的具体要求

	颊舌向倾斜	近远中向倾斜	旋转度	与殆平面的关系
上颌第一前磨牙	颈部微向颊侧倾斜	颈部微向远中倾斜或直立	与颌弓后部的曲度一致	颊尖接触殆平面,舌尖离开殆平面1.0 mm
上颌第二前磨牙	直立	直立	与颌弓后部的曲度一致	颊舌尖均与殆平面接触
上颌第一磨牙	颈部向腭侧倾斜	颈部微向近中倾斜	与颌弓后部的曲度一致	近中舌尖与殆平面接触,远中舌尖、近中颊尖离开殆平面1.0 mm,远中颊尖离开殆平面1.5 mm
上颌第二磨牙	颈部向腭侧倾斜	颈部微向近中倾斜	与颌弓后部的曲度一致	舌尖离开殆平面1.0 mm,近中颊尖离开殆平面1.5~2.0 mm,远中颊尖离开殆平面2.0~2.5 mm
下颌后牙	全部与上颌后牙按尖窝交错殆的中性关系排列			

2.3 后牙的排列顺序

后牙的排列顺序有各种方法,也有个人的习惯问题。比较常用的一种是:先排上六个前牙,再排下六个前牙,接下来从前到后排上后牙,再排下后牙,不过顺序变为先6、再7、再5,最后排4。

3 排列后的全口牙列检查要点

3.1 殆面观

(1)殆形态 观察整个牙弓形态与殆弓形态是否一致,前牙切缘与后牙殆面沟窝连线应为一条自然的弧线。

(2)牙弓在牙槽嵴顶的位置 检查人工牙列的位置,既不能过于偏向唇颊侧,又要给舌运动留有足够的空间。

3.2 唇、颊、舌面观

(1)唇面观 牙列在牙尖交错殆时,检查上下颌前牙中线是否一致。前牙弓是否符合要求,上下颌前牙的排列是否符合美观的要求。打开殆架,从前向后观察牙有无倾斜,殆平面高低是否一致。

(2)颊面观 检查殆平面是否平分殆间隙,后牙是否有两条合适的殆曲线。

(3)舌面观 从舌侧观察牙尖交错殆时各个牙的咬合接触状况,以保证颊舌尖广泛紧密地接触。

3.3 咬合关系

(1)前牙具有浅覆殆、浅覆盖。

(2)牙尖交错殆时,上下后牙殆面均有紧密的尖窝锁结关系。

(3)除 $\frac{7|7}{7|7}$、$\frac{1|1}{1|1}$ 外,上下颌牙列均为一牙与两牙相对的接触关系。

(4)如采用可调式殆架,在殆架上调整前伸及侧向平衡。

4　上下颌弓关系异常的排牙

4.1　上颌前突的排牙

排牙时应注意建立正常的尖牙关系,即上颌尖牙的牙尖正对下颌尖牙的远中唇斜面。上颌前突程度不同,采用的排牙方法也不同。

(1)轻度上颌前突　将上颌人工牙盖嵴部磨薄后,略向舌侧排,下颌前牙稍向唇侧排。

(2)严重上颌前突　可将上颌牙盖嵴部磨薄,略向舌侧排,下颌前牙稍向唇侧排。为了确保后牙建立正常的𬌗关系,可选用较上颌前牙小的下颌前牙或减少1~2颗下颌前牙,也可以将下颌前牙排得稍拥挤一些,以建立正常的尖牙关系。

4.2　下颌前突的排牙

下颌前突的程度不同,采用的排牙方法也不相同。

(1)轻度下颌前突　为了美观和功能,可排成浅覆𬌗或对刃𬌗。排牙时可将上颌前牙稍排向唇侧,选用较上颌前牙大一型号的下颌前牙,将盖嵴部磨薄后稍向舌侧排。

(2)严重下颌前突　下颌弓前部明显位于上颌弓的前方,上下颌前牙应排成反𬌗关系。为了建立正常的后牙𬌗关系,要选用大一型号的下颌前牙或小一型号的上颌前牙。

4.3　上颌弓宽于下颌弓的排牙

上颌弓宽于下颌弓是指上颌弓后部位于下颌弓的颊侧,即上颌牙槽嵴顶位于下颌牙槽嵴顶的颊侧。

(1)上颌弓稍宽于下颌弓　可将上颌后牙稍排向腭侧,下颌后牙稍排向颊侧,以建立正常的𬌗关系。

(2)上颌弓明显宽于下颌弓　可将下颌后牙按正常要求,排列在下颌牙槽嵴顶上,再按正常𬌗关系排列上颌后牙。然后在上颌后牙颊面加蜡,按颌弓形状雕刻出后牙牙冠颊、𬌗面的外形再装盒、热处理成形,以恢复对颊部软组织的支持。

4.4　下颌弓宽于上颌弓的排列

(1)下颌弓稍宽于上颌弓　可将上颌后牙稍排向颊侧,下颌后牙稍排向舌侧,以建立正常的𬌗关系。但是必须注意,上颌后牙不能过于偏向颊侧,以避免义齿翘动。

(2)下颌弓明显宽于上颌弓　后牙排成反𬌗关系,将上下左右后牙交换位置排列,上下颌第一磨牙的𬌗关系是:下颌第一磨牙的近中颊尖位于上颌第一磨牙颊面的颊沟处。因此,下颌第一前磨牙与尖牙之间必存在间隙,故下颌应多排一个前磨牙。若下颌弓较小,不能容纳交换后的下颌后牙时,应减去第一前磨牙,即:如果上颌排一个前磨牙,则下颌应排两个,以此类推。

5　全口义齿的平衡

全口义齿的平衡是指在牙尖交错𬌗及下颌做前伸、侧方运动等非牙尖交错𬌗运动时,下颌相关的牙都能同时接触。

5.1　平衡𬌗的作用

平衡𬌗是全口义齿咬合形式与天然牙列咬合形式的主要区别。全口义齿平衡骀的作用主要表现在:当上下颌义齿在咬合接触状态下做前伸、侧方等非牙尖交错骀滑动运动时,在食物于前牙区或一侧后牙区被咬切后进一步咀嚼研磨时,上下颌义齿骀面间有三点或多点接触支撑,义齿稳定不移动、不翘起。

5.2 平衡骀的分类

5.2.1 牙尖交错骀平衡

牙尖交错骀平衡是指下颌在正中颌位(最广泛接触位或牙尖交错位)时,上下颌人工牙间具有尖窝交错的最大面积的广泛均匀接触,且无咬合障碍。

5.2.2 非牙尖交错骀平衡

非牙尖交错骀平衡主要指前伸骀平衡和侧方骀平衡(图5-17)。

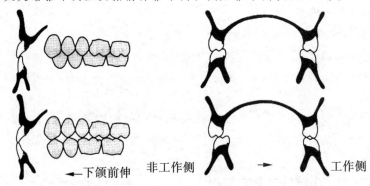

下颌前伸 非工作侧 工作侧

图5-17 前伸、侧向平衡骀

(1)前伸骀平衡 当下颌前伸至上下颌前牙相对,并在滑回正中颌位过程中,前后牙都有接触。按后牙的接触情况,可分三点接触的、多点接触的和完全接触的前伸平衡骀。无论哪种前伸平衡骀,其前牙切缘接触,即在前牙切咬时总有后牙接触。后牙接触所起的作用是,前牙的切割力将使义齿后部翘动,后牙尖的接触支撑具有防止义齿后部翘动的作用,这是一种平衡作用。

(2)侧方骀平衡 下颌在侧方骀运动过程中,当工作侧上颌后牙颊舌尖的舌斜面与下颌后牙颊舌尖的颊斜面接触时,平衡侧上颌后牙舌尖的颊斜面与下颌后牙颊尖的舌斜面也接触。

5.3 平衡骀的调整

人工牙排列完成后,可在可调节骀架上进行正中颌位和正中颌位平衡骀的调整。

5.3.1 正中骀平衡的调整

人工牙排列完成后,在骀架上做开闭口运动,用咬合纸检查咬合情况,选磨消除早接触点,同时还应从舌侧检查上颌后牙的舌尖与下颌后牙的骀面接触是否良好。发现有接触不良之处,可做适当调整,即将上颌后牙舌尖向下调或将下颌后牙舌尖向上抬,以实现正中骀平衡。

5.3.2 前伸骀平衡的调整

(1)前牙接触、后牙不接触 在骀架上模拟下颌前伸运动,此时上下颌前牙切缘相对,但后牙均无接触。通常是前牙排列覆骀深、切道斜度大,而后牙补偿曲线太小,正中咬合接触不紧或个别牙尖阻挡等原因造成的。调整的方法为:①加大补偿曲线曲度;②在不影响美观和功能的前提下,可略降低下颌前牙并将切缘唇侧倾斜,减小前牙覆𬌗,或将上颌前牙稍向唇侧倾斜,适当加大前牙覆盖,以减小前牙切道斜度;③正中𬌗时保持紧密接触,磨改个别阻挡的牙尖。

(2)后牙接触、前牙不接触　这说明前牙覆𬌗过浅或后牙补偿曲线曲度过大,调整时先采取减小补偿曲线曲度的方法,必要时在不超出正常覆𬌗范围的情况下,可升高下前牙,加大前牙覆𬌗。

5.3.3　侧方𬌗平衡的调整

(1)工作侧接触、平衡侧不接触　当在𬌗架上将上颌体向平衡侧移动时,工作侧上下颌后牙的同名牙尖有接触,而平衡侧相对牙尖无接触。主要是平衡侧后牙横𬌗曲线过小造成的。调整时将平衡侧的上颌磨牙颈部更偏向腭侧,加大𬌗面向颊向的倾斜,使上颌磨牙舌尖略向𬌗平面下降,颊尖远离𬌗平面,相应抬高下颌磨牙颊尖,以达到侧方牙𬌗平衡。

(2)平衡侧接触、工作侧不接触　在𬌗架上做侧方𬌗运动时,工作侧相对牙尖无接触,平衡侧相对牙尖有接触。主要是横𬌗曲线过大造成的。调整时主要采用减小横𬌗曲线的方法,也可直接向下压低平衡侧上颌磨牙的舌尖,同时升高下磨牙的舌尖。

6　全口义齿的试戴

全口义齿排牙、上蜡工作完成后,可以在患者口内试戴。试戴有利于发现前期设计和制作中存在的问题,及时修改。试戴检查的主要项目如下。

6.1　义齿在𬌗架上的检查

在戴入口内前,主要检查义齿的基托边缘伸展是否适当;检查排牙情况,前牙的覆盖、覆𬌗关系,后牙的功能尖是否置于牙槽嵴顶合适的位置;牙弓曲线的对称性;后牙的尖窝关系是否良好;义齿在𬌗架上的平衡𬌗关系等。

6.2　义齿在口内的检查

(1)面部比例的协调性　观察面部外形是否和谐、自然,鼻唇沟、上唇突度是否适当,鼻唇沟、口角线与年龄是否相称,面下1/3的高度、比例是否和谐。

(2)检查颌位关系　嘱患者反复做正中咬合动作,触诊到颞部肌肉收缩的明显动度,说明下颌未前伸;触诊到颞部肌肉收缩动度一致,说明下颌未偏斜。出现下颌前伸或偏斜,应该重做。

(3)检查前牙　检查前牙的形状、位置、中线以及与唇的关系。前牙与唇的关系包括牙尖交错位、休息位、微笑及发音时的情况。

(4)检查后牙　检查下颌后牙平面是否处于舌侧缘或略低处;后牙在正中咬合时,有无尖窝交错的接触关系;患者做咬合运动时,义齿是否平稳无翘动;前伸与侧方咬合有无平衡𬌗。

(5)检查基托　基托的伸展是否充分,系带区是否形成足够的切迹,后堤区是否已经处理,基托外形是否影响肌肉的运动,上唇的丰满度如何。试戴时发现的问题需要及时纠正,必要时可重新确定颌位关系,重新排牙。

7　全口义齿蜡型的完成

(1)固定蜡基托　义齿蜡型试戴后,用热蜡刀将蜡基托固定在模型上。基托边缘伸展到模型移行沟内,边缘厚度为 2.5~3.0 mm。另外,工作模型不要浸水,以防止蜡型与模型封闭不严,在装盒时石膏进入导致完成后的义齿基托与口腔软组织不贴合,引起固位不良。

(2)牙龈的形成 用烤软的蜡条分别压在上下颌牙列唇侧颈缘处,以弥补蜡的不足,便于下一步的牙龈雕刻成形。在人工牙的唇颊面上,龈缘线要包绕牙冠颈部形成 0.5 mm 宽的斜边,蜡刀与人工牙面呈一定角度,一般前牙约 60°,后牙约 45°(图 5-18)。龈乳突以下适当凹陷,形成形态正确的龈外展隙,前牙区形成深而低的龈外展隙较美观,后牙区龈外展隙不宜过深,否则易滞留食物。此外,要在基托唇颊面相当于人工牙牙根的部位,沿牙根方向形成略微隆起的牙根突起。后牙根部外形突度不宜太明显,前磨牙处几乎无突度。根部外形突度从颈部向基托边缘逐步移行,约为牙颈部至基托边缘的 2/3。通过牙龈的处理,可以使义齿更加逼真。

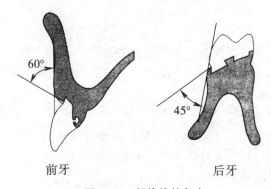

前牙   后牙

图 5-18 龈缘线的角度

要在上颌前牙区从牙颈部到腭的牙槽区之间形成 S 状的轻微隆突(图 5-19),以辅助发音。后牙区在舌侧牙颈部和牙槽区之间形成轻微的隆突(图 5-20),以免突度过大造成食物滞留、异物感等问题。

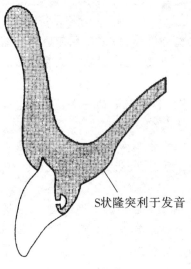

S 状隆突利于发音

图 5-19 S 状隆突

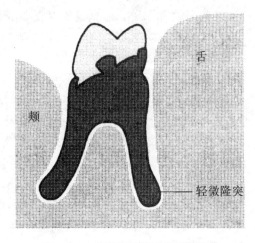

舌

颊

轻微隆突

图 5-20 后牙区舌侧形成轻微隆突

（3）义齿蜡型的抛光　将基托表面多余的蜡刮除干净,用酒精喷灯吹光表面。人工牙表面黏附的蜡膜,用酒精喷灯烫熔后,再用软布或纸巾擦至光亮。

任务指导:注意排牙的几个要点,要依据𬌗平面排列、要依据牙槽嵴顶线排列、要依据牙弓弧度排列、要依据𬌗曲线排列、要依据咬合关系排列、要依据平衡𬌗排列。另外,雕刻外形时形成良好的牙龈形态和牙根突度,但整个义齿的磨光面要略呈凹面。

（六）任务 6~7 的完成

参见项目一,但应注意的是全口义齿的装盒用的是反装法,且应在下层型盒内距离蜡基托 5 mm 处,用宽度 4.5 mm 的蜡条固定在模型周围(图 5-21),形成排溢道。

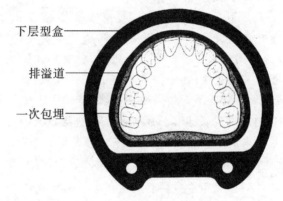

图 5-21　全口义齿的反装法

（七）任务 8 的完成

任务:初戴及戴后出现的问题与处理。

▶▶相关理论知识 5-6

全口义齿初戴后出现的问题与处理

全口义齿初戴之前,首先要核对病历和义齿制作设计单上的患者姓名,再核对全口义齿组织面的形态和患者颌弓的大小与形状。

初戴时应认真检查以下几方面:①检查义齿的就位情况;②检查义齿是否平稳;③检查义齿基托;④检查颌位关系;⑤检查人工牙的排列;⑥检查咬合关系;⑦检查义齿固位;⑧检查有无疼痛。

1　就位困难

义齿初戴的过程中,若发现问题应及时处理。一般常见的问题主要有:全口义齿在初戴时,应常规检查义齿的组织面。用棉球擦拭组织面,如发现有挂住棉纤维的现象,说明基托有小瘤或过于粗糙,应予消除。全口义齿一般都能顺利就位,少数不能就位者,多是基托局部有明显的倒凹所致,经调磨后才能就位,但不可磨除过多。如遇两侧上颌结节区基托均有倒凹,可先磨去倒凹较大的一侧。仍不能就位者,要考虑是否错戴义齿或在制作过程中义齿变形、模型变形等。

2　固位和稳定性不良

2.1　固位不良

良好的固位是全口义齿行使功能的关键。全口义齿固位不良主要表现在下颌,一般有两个方面的原因。

2.1.1　患者口腔条件差

缺牙时间长、牙槽嵴严重吸收、牙槽嵴低平、唇颊系带附着处向牙槽嵴顶移位或舌体代偿性增大等因素,可造成义齿初戴时的固位不良。但坚持戴义齿一段时间后,义齿的固位可以逐渐改善。

2.1.2　义齿本身的问题

(1)下颌处于休息位时义齿容易脱位　可能的原因是:基托与黏膜不密合,缺乏足够的吸附力;基托边缘过度伸展或伸展不够,不能形成良好的边缘封闭作用;上颌基托后堤区缺乏封闭作用等。检查出原因后,针对具体情况可采取以下措施进行处理:调磨过长的基托边缘,加长伸展不够的基托边缘,用衬层的方法解决基托与黏膜不密合或后堤区封闭不好的问题,制取印模时尽量减少软组织的移动等。

(2)说话、张口、打哈欠时义齿容易脱位　基托边缘过长、过厚,影响软组织活动;基托边缘在系带处未做缓冲或缓冲不足;基托磨光面的外形不正确,影响唇、颊和舌的运动。以上情况一般可通过磨改基托过长的边缘,对系带区的基托进行缓冲,磨薄过厚的基托并形成磨光面的正确外形等措施来解决。

(3)咀嚼时义齿脱位　在休息状态和说话时义齿固位良好,但咀嚼时义齿容易脱位,其原因主要是咬合不平衡,造成义齿的翘动,从而破坏了边缘封闭。通过调磨咬合,可使义齿建立平衡𬌗,从而增强固位。另外,还应注意,上颌结节和下颌磨牙后垫处的基托过厚,可造成上下颌义齿基托的早接触而引起义齿咀嚼时脱位。

(4)排牙不合理　如果人工牙列位于唇颊肌向内的力与舌肌向外的力大体相等的位置,即原天然牙列的位置,人工牙就不会受到唇、颊、舌肌的侧向推力,有利于义齿的固位。另外,排牙时要形成合适的𬌗曲线。当上下颌做正中咬合时,𬌗面应有均匀而广泛的最大面积的接触。在前伸𬌗和侧向𬌗时都应达到平衡𬌗,以利于义齿的固位。否则可影响义齿的固位。

2.2　稳定性不良

义齿就位后应检查义齿是否稳定。检查时用双手示指分别放在两侧前磨牙区的𬌗面功能尖处,左右交替加压,如出现翘动,说明义齿稳定性差。除了印模和模型不准确、基托变形或错戴义齿等原因,上颌义齿的翘动通常由硬区相应的基托组织面未做缓冲而形成支点所致。下颌义齿引起翘动的支点常在外斜嵴、下颌隆突区相应的基托组织面。对相应部位经过适当的缓冲处理后,翘动就会消除。如果经过缓冲处理仍有翘动现象,则要考虑基托组织面重衬或重做义齿。

3　基托范围伸展和形态不良

全口义齿基托伸展过多时,会受到周围软组织运动的影响,致使义齿脱位,或压迫软组织产生疼痛。正确的基托范围是:唇颊侧基托边缘止于唇颊侧黏膜与牙槽嵴黏膜的反折线处,并避让开唇颊系带;下颌舌侧基托边缘止于口底黏膜与牙槽嵴舌侧黏膜的反折线处,也应避让开舌系带;上颌基托后缘位于腭小凹之后2 mm至两侧翼上颌切迹的连线上;下颌基托后缘止于磨牙后垫的1/3或1/2。

若全口义齿的基托边缘伸展过长,则应磨除过长的部分;若基托边缘过短,则应加长过短的基托部分。基托经加长后仍固位不良时,应考虑重新制作义齿。

基托磨光面应呈凹形,当唇、颊、舌肌作用在基托上时,能对义齿形成挟持作用,使义齿更加稳定。但磨光面的凹度过大,进餐时容易积存食物。基托磨光面若呈凸形,会在唇、颊、舌肌运动时,对义齿产生不利于固位的力,并且也不利于义齿的自洁。另外,磨光面应光洁,以增加其舒适性。再者,义齿基托的厚度要适当,过厚的基托能妨碍口腔软组织活动,影响义齿的固位甚至面容;基托过薄则易折断。

4 颌位关系不准确

颌位记录不准确,初戴全口义齿后常出现下颌后退、下颌偏移或前牙开𬌗等现象。

(1)下颌后退 确定颌位关系时,如果当初在进行颌位记录时,患者处于下颌前伸𬌗位,而又未被医生发现,那么在义齿完成后试戴义齿时,如果下颌回到正中咬合的位置,就会出现下颌义齿后退现象,表现为上下颌前牙呈开𬌗关系,垂直距离过高。如果仅有很小范围的后退,则适当调磨有关牙尖即可;如果后退的范围较大,则应重新制作义齿。

(2)下颌偏移 颌位记录时,如果患者下颌偏向一侧,初戴全口义齿时下颌义齿就会出现偏移现象。此时应考虑重新制作下颌义齿,甚至重做上下颌总义齿。但下颌义齿偏移也有假象,有可能是某处产生疼痛所致,消除疼痛原因后,偏移现象也会随之消失。

(3)前牙开𬌗 义齿出现后牙接触、前牙不接触的现象为开𬌗。在确认无假性开𬌗后,对轻度开𬌗者,可以磨改后牙的牙尖;严重开𬌗者,则应重新排列后牙。

5 咬合关系不良

全口义齿在正中𬌗位时,上下颌牙列间应达到最广泛的、均匀的接触关系,即除下颌中切牙和上颌第二磨牙外,每一个牙都与对颌的两个牙接触对位,第一磨牙和尖牙应为中性关系,覆盖与覆𬌗正常,这样的正中咬合关系才有利于义齿的固位。故在检查咬合关系时,应观察义齿有无个别牙早接触,有无低𬌗。检查方法是:将咬合纸置于上下颌牙列𬌗面之间,让患者做正中、前伸和侧向咬合,个别牙面上有着色印迹者为早接触点,可通过选磨来消除。

5.1 全口义齿选磨的意义

选磨是指调磨正中𬌗位时的早接触点及侧方𬌗和前伸𬌗时的牙尖干扰,使正中𬌗达到最广泛均匀的接触和稳定的尖窝关系,侧方𬌗和前伸𬌗达到平衡𬌗接触。早接触是指正中𬌗时多数牙尖不接触而个别牙尖的接触,𬌗干扰是指前伸𬌗和侧方𬌗滑动接触过程中出现的多数牙尖不接触而个别牙尖接触,低𬌗是指正中咬合时多数牙尖接触而个别牙尖不接触。

全口义齿的排牙,在临床上是按照牙的正常位置常规排列的,虽然能达到正中𬌗的平衡接触,但起不到前伸和侧方𬌗的多平衡作用。即使使用了面弓和可调节𬌗架,但因任何𬌗架均不能完全模拟患者的下颌运动,也达不到理想的𬌗平衡。因此,为取得较理想的前伸平衡𬌗与侧方平衡𬌗,就需进行调𬌗,亦即选磨。

此外,全口义齿在装盒、填塑料等工序操作时有误,可使全口义齿的𬌗关系受到影响,也需通过选磨来解决。因此,全口义齿的选磨是改善𬌗关系,达到𬌗平衡的一种必要措施。

5.2　选磨的方法和步骤

一般选磨的顺序是先正中𬌗、再侧方𬌗,最后选磨前伸𬌗。

(1)选磨正中𬌗的早接触　早接触出现在支持尖和其相对的中央窝与近远中边缘嵴之间。支持尖是指上后牙的舌尖和下后牙的颊尖,即功能尖。由于支持尖有维持义齿高度的作用,并且在侧方𬌗运动中,支持尖与对𬌗支持尖和非支持尖都有接触关系,因此选磨正中𬌗的早接触点时,不能轻易选磨支持尖,主要选磨与早接触支持尖相对应的近远中边缘嵴和中央窝,直到后牙有广泛均匀的接触。

(2)选磨侧方𬌗的𬌗干扰　以棉球擦净𬌗面上的𬌗印,放置蓝色咬合纸于下牙列上,嘱患者左右磨动下颌牙。工作侧的𬌗干扰发生在上颌后牙颊尖的舌斜面和下颌后牙颊尖的颊斜面之间,平衡侧的𬌗干扰发生在上颌后牙舌尖的颊斜面和下颌后牙颊尖的舌斜面之间。

选磨原则:选磨少数有蓝𬌗印的非支持尖上的𬌗干扰点,即选磨上颌后牙颊尖和下颌后牙舌尖。每次只选磨单颌,换咬合纸检查,反复选磨,直到所有非支持尖都有接触点为止。

另外,侧方𬌗选磨时要特别注意上下颌尖牙的干扰,以免妨碍侧方𬌗运动的进行。选磨部位是下颌尖牙的唇斜面或上颌尖牙的舌斜面,通常以选磨下颌尖牙为主,选磨上尖牙时,不可选磨过多而使上颌尖牙短于上颌切牙。

(3)选磨前伸𬌗的𬌗干扰　首先嘱患者前伸下颌做叩齿动作,如前牙接触而后牙不接触,应将咬合纸放于上下颌前牙间,嘱叩齿。以选磨下颌前牙唇斜面为主,在不影响美观的前提下,上颌前牙舌侧面也可以选磨成舌斜面,一直选磨到至少两侧第二磨牙都有接触为止。如前牙叩齿时,后牙接触而前牙不接触,可根据𬌗印,选磨上颌尖牙的远中斜面或下颌尖牙的近中斜面,直到后牙达到至少三点接触的𬌗平衡为止,不必达到完全接触的前伸𬌗平衡。

(4)修整𬌗面　修改选磨后,常出现𬌗面的牙尖低、窝沟浅现象,应重新加深窝沟,加大食物的溢出沟,以增加咀嚼效率和美观,减小牙槽嵴的负荷。

6　疼痛

疼痛是初戴义齿后最常见的症状之一。引起疼痛的原因有基托边缘过长或过锐,牙槽嵴有明显的倒凹,基托在系带处、硬区或骨突区缓冲不够,基托组织面有小瘤状突起,咬合不平衡,垂直距离过高,模型不准确和基托变形等。

疼痛的发生常有以下四种情况。

(1)患者能明确定位　患处的口腔黏膜有明显的充血、溃疡部位等。将义齿及患处用棉球擦干,患处用小棉签涂上甲紫,义齿吹干后戴入口内就位,甲紫的颜色就会印在相应的基托组织面或边缘。取出义齿,将有甲紫颜色的部位适当缓冲,疼痛就会减轻或消除。

(2)患者不能明确定位　此时,口腔黏膜并无明显改变。这种性质的疼痛很可能是由咬合早接触引起的,所以用咬合纸检查出咬合早接触点并磨改,症状就会消失。若仍有疼痛,则可能与基托组织面局部压迫黏膜有关,需用衬印法寻找痛点。方法是调拌少量弹性印模材料放在义齿组织面上,戴入口内,让患者做正中咬合。待印模材料凝固后取出观察,基托组织面大部分都有一层薄而均匀的印模材料,只有个别部位组织面没有印模材料。这些组织面没有印模材料的区域,基托对口腔黏膜的压力较大。用有色铅笔对该处进行标记,除去印模材料后打磨该处组织面缓冲,即可缓解疼痛。如果组织面有多处没有印模材料,或经过修改,痛处仍游移不定,说明印模与模型不准确,应重新制作义齿。

(3)下颌牙槽嵴条件差　𬌗力相对过大也可以引起疼痛,可采用减径或减少人工牙数目的办法来解决。减径时可磨改下颌后牙的颊尖的颊斜面,减小义齿接触面积。减少人工牙数目时,只需磨除下颌第二磨牙。

(4)垂直距离过高　如果整个牙槽嵴都有疼痛,同时伴有面颊部肌肉酸痛或关节区不适,则可考虑垂直距离是否过高。经测量确认垂直距离过高时,可以选择重新制作上颌或下颌总义齿。

7　发音障碍与恶心

7.1　发音障碍

初戴全口义齿时常出现发音不清楚的现象,大多数患者会很快适应。若人工牙排列不正确就会出现发音不清或有哨音。哨音产生的原因是后部牙弓狭窄,尤其是前磨牙区,使舌活动空间减小,发音时形成了很小的空气排溢道。基托前部的腭面或前牙的舌面太光滑也可出现哨音。

处理方法:将上颌基托前部形成腭皱和切牙乳突的形态,在上颌前牙的舌面形成舌隆突、舌面窝和舌外展隙的形态。如是下颌的因素引起,可将下颌前牙稍向唇侧倾斜,将下颌舌侧基托磨薄一些,使舌活动空间加大。

7.2　恶心

初戴义齿时的恶心,多是患者咽部敏感或不适应造成的,一般3~7 d后即可消失。如果试戴一段时间后仍感恶心,则应找出原因进行处理。

若为上颌基托后缘伸展过长刺激软腭而产生的恶心,则应磨短基托后缘,使其止于后堤区;若上颌基托后缘与黏膜不密合,有间隙存在,唾液在基托与黏膜之间流动刺激黏膜引起恶心,则应进行衬层处理,使基托后部与黏膜密合;下颌义齿远中舌侧舌托过厚,刺激舌体后部也可引起恶心,初戴时应将过厚的基托部分磨薄。

8　咬唇、颊、舌

初戴义齿后出现咬唇、颊的现象多见,而咬舌者少见。常见如下原因。

(1)牙列缺失后长期未修复,唇、颊内陷,舌体组织代偿性增大,初戴时容易发生咬唇、颊、舌的现象。经过一段时间的适应,常可自行调整,咬唇、颊、舌的现象可自然消失。必要时在上颌义齿颊侧基托上加一条印模膏,以撑开向内陷的颊组织,1~2周后再将印模膏去除即可。如还不行,则可加厚患处相应部位的唇、颊基托,以消除咬唇、颊、舌的现象。

(2)排列人工牙时,覆盖过小或呈对刃𬌗所致的咬唇、颊、舌,解决的方法是,磨改下颌后牙颊尖的颊侧斜面(轴面)、上颌后牙舌尖的舌侧斜面(轴面);或磨改上颌前牙的舌斜面和下颌前牙的唇斜面,以加大颊侧的覆盖和舌侧的反覆盖。若系后牙过分偏向颊侧面引起的咬唇、颊,经调𬌗无效后应考虑重新排列后牙或重新制作义齿。

(3)义齿初戴时,调整咬合所造成的尖锐边缘,也可导致咬唇、颊、舌,需将尖锐的边缘磨圆钝。

(4)如果咬颊黏膜发生在义齿的远中端,即颊部软组织常被上颌结节和下颌磨牙后垫区的基托夹住,则将上下颌基托磨薄,增大间隙后症状即可消失。

9 咀嚼功能差

初戴义齿后,出现咀嚼功能差,常与下列原因有关。

(1)疼痛或固位不良所致,应对症处理。

(2)排牙时,上下颌牙接触面过小。轻者,通过调𬌗处理,建立上下颌牙列广泛的接触关系;重者,应考虑重新制作义齿。

(3)调𬌗时,上下颌后牙𬌗面磨除不当,人工牙失去了应有的尖窝解剖形态,其穿透和研磨食物的功能降低。此时,可在后牙的𬌗面磨出必要的沟窝和食物排溢道,以提高咀嚼效能。若不能改善,则应重新制作并更换人工牙。

(4)垂直距离过低,咀嚼效率也会降低。可重新进行蜡𬌗记录,根据情况适当升高垂直距离,重排上颌或下颌全口义齿。

10 心理因素的影响

全口义齿修复需要患者的积极配合,患者对全口义齿特点的了解、积极使用和主动练习是非常重要的。医生在为患者初戴全口义齿前,应向患者认真介绍全口义齿的特点及其与天然牙的差别,告诉患者初戴义齿时容易出现松动脱位、发音不清、唾液多等现象,不要使患者期望值过高。试戴时医生应该细致地检查全口义齿是否有问题。如果确有问题,应仔细加以修改。如果是患者不适应或不会使用义齿,应耐心进行解释,以解除患者的思想包袱。

 知识链接

全口义齿的修理

全口义齿戴用一段时间后,牙槽骨吸收,会导致基托与黏膜不密合,从而影响义齿的固位和稳定,这就需要对基托的组织面进行重衬处理。简单地说,就是用自凝树脂涂在组织面上戴入患者口内,待自凝未凝固时从口内取下义齿,修去多余的材料,等凝固后即完成重衬。如果义齿折断,情况不严重者无须重做义齿,将折断处粘固修理即可。方法是,先将义齿按折断线原位对好,再用石膏将义齿组织面固定,待石膏凝固后将折断线处磨光面的基托磨除一部分,再用自凝树脂将磨去部分粘固,必要时可在基托内放置加强钢丝以防再次折断。除以上两种情况外,义齿戴用后如出现疼痛、翘动等现象,经过仔细检查,如果是组织面有支点或压痛点,应对相应基托组织面进行适当的打磨、缓冲处理。

三、项目总结

(一)所有任务汇总

任务1　制取无牙颌印模和灌注模型。子任务:①制取无牙颌印模;②灌注模型。

任务2　殆托的制作。子任务:①模型的处理;②殆托的制作。

任务3　颌位关系记录。

任务4　上殆架。

任务5　人工牙排列与基托蜡型的制作。子任务:①基托边缘烫熔封闭;②排列人工牙;③压蜡成型;④雕刻外形及基托抛光。

任务6　装盒及热处理。子任务:①装盒;②热处理。

任务7　打磨、抛光。子任务:①打磨;②抛光。

任务8　试戴。

(二)知识总结

全口义齿修复技术是对无牙颌患者的义齿修复方法,其主要理论基础是利用颌位记录的方法来找到患者有牙时正确的垂直距离和正中颌位,并在此基础上排列人工牙,从而恢复患者良好的咀嚼功能和正常面容形态。而排列人工牙要遵循殆平面的规律、殆曲线的规律、平衡殆的规律、牙齿外形与殆弓形态相一致的规律、功能牙尖要尽量靠近牙槽嵴顶线规律等,同时要学会二次印模法、围模灌注法、殆托制作、基托蜡型制作、人工牙排列、全口义齿装盒等一系列技能操作方法。

在制作过程中不仅要按各个任务的先后顺序操作,更应该注意每个任务完成的质量,完成后要按照技术指标严格检查评判。

(三)实施步骤

1.制取无牙颌印模。

2.灌注模型。

3.模型的处理。

4.殆托的制作。

5.颌位关系记录。

6.上殆架。

7.人工牙排列与基托蜡型的制作。

8.装盒。

9.热处理。

10.打磨。

11.抛光。

12.试戴。

(四)主要技术指标

人工牙排列完成后要按以下技术指标进行检查。

牙排列的倾斜规律是否正确、是否对称,殆平面是否平分颌间距离,上颌每个牙尖与殆平面的位置关系是否正确,是否有合适的𬌗曲线,是否具有正中平衡𬌗、侧方平衡𬌗、前伸平衡𬌗,牙排列后牙齿外形与𬌗弓形态是否相一致,功能牙尖是否靠近牙槽嵴顶线等。

基托的要求包括厚度是否为 2 mm,边缘厚度是否为 2～3 mm,伸展范围是否合适,牙龈牙根突度雕刻得是否正确,基托磨光面是否呈凹面、是否抛光等。

(五)项目在实际工作中的意义

老年人的牙齿由于生理、病理等原因常完全脱落形成无牙颌,所以全口义齿的修复对于老年人来说显得尤为重要。一套好的全口义齿可以说是老年生活幸福的保障之一。掌握全口义齿的修复技术必然有着十分重要的实际意义。

四、实践指导

全口义齿制作的教学过程中制取印模、灌注模型、上𬌗架、装盒、热处理、打磨、抛光等步骤的实践指导可参考项目一。在模型处理时要在上颌模型的后缘处制作后堤区,方法如下。

从腭小凹后约 2 mm 到两侧翼上颌切迹,用铅笔画一线作为后堤区的后界,然后用蜡刀沿后缘线刻入模型,刻入深度为:腭中缝两侧区 2 mm 左右,翼上颌切迹区 1 mm 左右,腭中缝区 0.5 mm,然后按不同部位不同的宽度,以后界为最深处,向前逐渐变浅,呈斜坡状。

(一)制作蜡基托、𬌗堤

【目的和要求】

1. 掌握蜡基托的制作要求及制作方法。

2. 熟悉蜡𬌗堤的作用与要求,掌握蜡𬌗堤的制作方法。

【内容】

在上下无牙颌工作模型上制作蜡(或塑料)基托及蜡𬌗堤。

【器材】

无牙颌仿生头模、上下无牙颌模型一副、基托蜡片、蜡条,酒精灯、蜡刀、金属丝、技工钳等。

【方法和步骤】

1. 示教

(1)确定基托范围　在上下无牙颌模型上用红笔画出基托伸展范围。上颌的前弓区、后弓区适当伸展,包过上颌结节,并充分伸展至颊间隙内。唇、颊系带要让开,后缘以两侧翼上颌切迹与腭小凹后约 2 mm 处的连线为准。下颌唇、颊、舌系带要形成与之相应的切迹。前弓区、颊侧翼缘区要适当伸展,舌侧翼缘区基托伸展要适度,以不妨碍舌及口底软组织功能活动为宜。后界盖过磨牙后垫前 1/3～1/2。

(2)制作后堤区

1)对后堤区的要求　在模型上做一条凹陷的后堤沟。后堤沟各段宽窄、深浅不同,在腭中缝及两侧翼上颌切迹区浅而窄,从腭中缝区向两侧及从翼颌切迹向中逐渐加宽加深。

2)制作方法　从腭小凹后约 2 mm 到两侧翼上颌切迹,用铅笔画一线作为后堤区的后界,然后用蜡刀沿后缘线刻入模型,刻入深度为:腭中缝两侧区 2 mm 左右,翼上颌切迹区 1 mm左右,腭中缝区 0.5 mm,两侧翼上颌切迹处宽 1 mm,在两处之间的区域宽 4～5 mm。

然后按不同部位不同的宽度,以后界为最深处,向前逐渐变浅,呈斜坡状。

（3）制作基托（蜡或塑料）

1）要求　①基托必须与模型完全贴合,表面光滑平整,厚度为 1.5 ~ 2.0 mm;②边缘长短要求与将来完成的义齿基托要求相同,边缘区形态应圆滑而略厚。

2）制作方法（蜡基托）　①画好基托线,制备好上颌后堤区后,将上下无牙颌模型放入水中,浸透后取出,用纸巾吸去浮水;②将烘软的蜡片放在模型上,轻压使之与模型完全贴合,上颌应从腭侧开始,下颌应从舌侧开始压向唇颊侧;③用蜡刀或剪刀沿基托线修去多余部分,用蜡匙烫光边缘。

（4）制作蜡𬌗堤

1）要求　①宽度约 8 mm,前部可略窄;高度,前部为 7 ~ 8 mm,后部为 5 ~ 6 mm,亦可根据颌间距离及牙槽嵴宽度适当增减;②位置应在牙槽嵴顶,与牙槽嵴形状一致,牢固黏着在蜡基托上,表面应平整光滑;③长度,上颌至上颌结节区,下颌应在磨牙后垫之前;④上下颌𬌗堤形状应相互协调,在咬合时应均匀广泛接触,上下颌𬌗堤高度大致相等。

2）制作方法　①用酒精灯烘软蜡条,根据牙槽嵴形态弯成马蹄形,并置于上颌基托上,用蜡匙将蜡𬌗堤与基托粘牢;②确定𬌗平面,将带𬌗托（蜡基托和蜡𬌗堤）的上颌模型固定于仿生头颅模型上,用𬌗面导板确定𬌗堤平面,前面与瞳孔连线平行,唇下约 2 mm,侧面与鼻翼耳屏连线平行,根据上唇系带位置,在上颌蜡𬌗堤唇面确定并画出中线;③下颌蜡𬌗堤,亦可在确定记录颌位关系时同时制作。

2.学生操作　学生按上述示教进行操作。

【注意事项】

1.操作中不应损伤石膏模型。

2.在修整蜡基托边缘时勿使蜡流入基托组织面,以免造成基托与模型的不贴合。

3.蜡𬌗堤的高度、宽度适中,尽量对称。𬌗堤不可过低,以免影响排牙。

（二）全口义齿的排牙

【目的和要求】

1.简述选择人工牙的原则和要求。

2.说出全口义齿排牙的基本原则和方法。

3.叙述调𬌗选磨的目的、要求、原则及方法。

【内容】

1.人工牙的选择与排列。

2.调整平衡。

【器材】

仿生头模、蜡刀、酒精灯、喷灯、人工牙、蜡匙、软蜡条或蜡片、玻璃板一块、电机、砂石、咬合纸等。

【方法和步骤】

1.示教

（1）选择人工牙　选择形状、大小、颜色合适的人工牙。

（2）排牙

1）排列前牙　削去前牙区部分蜡殆堤（注意保留中线），根据前牙的位置要求，先排列中切牙，再依次排列侧切牙、尖牙，并使切缘呈一连续弧形；上下颌前牙呈浅覆殆、覆盖关系。排列前牙时应从下列六个方面考虑其位置关系：①左右向位置；②垂直向位置；③唇舌向位置；④唇舌向倾斜；⑤近远中向倾斜；⑥近远中旋转度。

2）排列后牙　自下颌后牙远中面至磨牙后垫中心做一连线，延伸到模型上做标记，以此作为排列上颌后牙的依据。排列后牙以区进行。削去部分蜡殆堤，根据后牙位置要求和咬合关系排牙，顺序一般是先排一侧上颌后牙，再排另一侧上颌后牙，顺序是4、5、6、7，然后排列下颌后牙，顺序是6、7、5、4。排列后牙时应从下列几个方面考虑其位置关系。

上下方向：平面后端应位于磨牙后垫中1/3的水平位置上，约等分颌间距离。

颊舌方向：根据上下颌位的关系，后牙原则上应排在牙槽嵴顶上，也应考虑原天然牙列的位置，将上颌后牙舌尖排在牙槽嵴顶上，下颌后牙舌尖则位于磨牙后垫的颊舌缘与下尖牙近中邻接点构成的三角区域内。

前后定位：上颌第一、第二磨牙应位于上颌后牙区中段的主殆力区内。

（3）平衡殆的调整　排牙完成后，依次调整正中平衡殆、前伸平衡殆、侧方平衡殆。

2.学生操作　学生按示教内容进行操作。

【注意事项】

1.排牙过程中注意牙的位置关系，务必使人工牙列既美观，同时又能很好地行使咀嚼功能。

2.调整平衡殆必须达到生理要求，保证口腔组织的健康和全口义齿的稳定。

五、复习题

1.试述上颌各牙切缘、牙尖与殆平面的关系。

2.简述如何调整平衡殆。

3.试说出一种取得全口义齿颌位记录的方法。

4.简述全口义齿试戴时应注意的问题。

5.简述全口义齿的选磨方法。

（闫召民）